AVANT LE LANGAGE

« *s é m a n t i q u e s* »

La collection ***Sémantiques*** est née du constat qu'il est devenu de plus en plus difficile pour les chercheurs en linguistique de faire paraître en librairie des ouvrages relativement pointus, leur science passant apparemment pour trop difficile et leur lectorat trop restreint aux yeux des « grands éditeurs »... alors même que leurs travaux souffrent énormément du manque de publicité, tant pour s'exposer à la critique de leurs pairs que pour être appréciés hors du premier cercle des spécialistes.

Collection ouverte à toutes les recherches en cours, ***Sémantiques*** a pour but de faire connaître ce qui se passe dans les universités, les instituts et les laboratoires dans les domaines qui sont les siens : linguistique générale et appliquée-confrontée à la psychologie, à la sociologie, à l'éducation et aux industries de la langue.

Le rythme de parution adopté – un titre par mois – permet la publication rapide de thèses, mémoires ou recueils d'articles.

Sémantiques s'adresse principalement aux linguistes, mais son projet éditorial la destine aussi aux chercheurs, formateurs et étudiants en lettres, langues et sciences humaines, ainsi qu'aux praticiens lexicographes, traducteurs, interprètes, orthophonistes...

Dans la même collection

Astrid van der Straten, *Un enfant troublant*

Amina Bensalah, *Pour une linguistique du bégaiement*

Christian March, *Le discours des mères martiniquaises*

 — ISBN : 2-7384-5050-4

« sémantiques »

sous la direction de Marc Arabyan

Marie-Paule Thollon-Behar

AVANT LE LANGAGE

Communication et développement cognitif du petit enfant

Préface de J.-M. Dolle

L'Harmattan
5-7, rue de l'Ecole-Polytechnique
75005 Paris - FRANCE

L'Harmattan Inc.
55, rue Saint-Jacques
Montréal (Qc) - CANADA H2Y 1K9

À Pauline, Jean et Etienne,

David, Mathilde, Nicolas, François, Laurine.

Je tiens à remercier M. J. M. Dolle, professeur à l'Université Lumière - Lyon 2, directeur du Laboratoire de psychologie génétique cognitive de terrain, pour son soutien tout au long de la recherche relatée dans cet ouvrage et la lecture attentive et patiente du manuscrit.

Par leur collaboration, Kuni maman de Mathilde et David, Brigitte maman de Nicolas, Michèle maman de Laurine, Catherine maman de François ont apporté à ce travail richesse et diversité. Le recueil de données est une tâche contraignante, et elles l'ont accomplie avec beaucoup d'efficacité en comprenant l'esprit de cette recherche. Je leur suis très reconnaissante de la confiance dont elles m'ont témoigné en me permettant de partager des moments de leur vie avec leur enfant.

Brigitte Legaud a corrigé ce manuscrit. Ses remarques pertinentes m'ont été d'un grand secours et son amitié m'a soutenue tout au long du travail d'écriture.

Je remercie mes enfants, sources d'inspiration de ce travail et plus généralement de ma passion pour la psychologie. Merci à tous trois pour votre patience envers une maman parfois bien occupée.

Sans l'aide de Robert et surtout sa confiance dans ma capacité de mener ce travail à son terme, ce livre n'aurait jamais vu le jour. Je l'en remercie profondément.

Préface

Voici accompli le projet de transformer en un livre pour le grand public ce qui fut d'abord une thèse, c'est-à-dire un ouvrage réservé à des spécialistes, et jugé par eux selon des critères qui n'ont plus rien à voir avec ceux des lecteurs de bonne volonté désireux de s'informer sur les premières manifestations de la communication et, pour finir, du langage chez l'enfant. Et je gage qu'ils seront à la fois plus et moins exigeants.

Plus, parce que leur besoin de savoir et de comprendre demandera beaucoup d'informations directement assimilables ainsi que des explications claires et compréhensibles.

Moins, en raison de leur ignorance de ce dont sont férus ceux que nous nommerons les « experts » et qui ne laisseront pas de critiquer là où ce livre les dérange.

Sans doute ne saura-t-on reprocher le manque d'information sur les théories actuellement disponibles – et leur abondance a de quoi rebuter le lecteur non averti, mais l'auteur a opéré sur ce sujet une révision sensible, à la baisse – la rigueur des données factuelles recueillies ainsi que leur interprétation qui ne leur fait pas dire autre chose que ce qu'elles disent, dans le respect et de l'enfant et de ce qu'il dit en situation. Mais il n'est pas exclu que l'on traître vilainement ce texte au nom de la méthode dite scientifique qui se doit, du moins le prétend-on, de provoquer la venue des faits pour les exploiter avec toute la pertinence que le calcul et les moyens de calcul statistiques dans leur infinie variété mettent à la disposition du chercheur et lui assurent une autorité incontestable. Et c'est là que le courage et la ténacité auront raison de toute cette méthodologie de laboratoire destinée à rendre savant ce qui se limite trop souvent malheureusement à quelques facéties expérimentales sans grand intérêt. Car Madame Thollon Behar a eu l'audace de prendre et de se donner le temps d'observer les conduites signifiantes *in statu nascendi* en quelque sorte, c'est-à-dire au moment où elles se produisaient – non pas, encore une fois, grâce à l'artifice de celui qui les provoque, c'est-à-dire l'expérimentateur, mais – grâce à l'enfant lui-même en train de dire, sur le champ, sans détour, ce qui le frappe, ce qu'il remarque, ce que signifie pour lui ce qu'il voit ou reconnaît, etc.

Le lecteur s'apercevra bien qu'il constate, demande, comprend, raconte à autrui. Et l'on voit bien que, du geste à l'action puis, plus tard, au mot qui les dit, l'enfant construit peu à peu du sens avec ses moyens d'expression propres autant qu'appropriés. Bien avant que par approximations successibles il ne s'empare du langage constitué, l'enfant parle, raconte, s'étonne, constate, pour et devant autrui. Les situations signifiantes pour l'enfant sont celles sur lesquelles il a déjà exercé ses schèmes dans la reconnaissance que ceux-ci ont de ce qui leur a permis d'être tels. Toujours dans l'action. Parler, dire, raconter seront des actes parce que le geste de l'indication désigne à distance quelque chose de signifiant pour l'enfant à l'intention d'autrui. L'enfant parle en acte parce que parler est acte. Et le langage, dans sa spécificité, en prendra tous les caractères.

Chacun aura compris qu'il n'y a de geste signifiant que pour autrui et que, parler de schème social n'est qu'une autre manière de le dire. Ce qui est tout le mérite de l'auteur. Si donc, pour elle, « il y a communication dès la naissance », c'est toujours en situation d'interaction avec les personnes, en situation de départ-séparation, situations relatives à la nourriture, en situations de refus et/ou d'interdit, d'interactions avec les personnes à propos de l'objet, etc., que se manifestent les gestes signifiants ou les conduites signifiantes. Certes, les adultes parlent à l'enfant, mais sait-on ce qu'il comprend de ce qu'on lui dit ? Et comment assurer comme certains qu'il est constitué par le langage alors qu'on le voit sous nos yeux construire le sens, l'affirmer par son action, l'étendre. Puis, selon les circonstances, le moduler et le transformer ? N'en déplaise, au commencement était l'action (« *Im Anfang war die Tat* » comme Goethe nous le dit dans son Faust).

A notre jugement, le lecteur, pour peu qu'il ait été ou qu'il soit familier des tout petits, découvrira, au travers des exemples donnés dans le texte, des bambins vivants en train d'agir. Et cela ne manquera pas de frapper tant l'auteur s'attache à dire (et à ne dire que) l'action en cours. Tous les faits relatés sont pris sur le vif et nous restituent des instants de vie qui, en tant qu'ils nous renvoient à notre expérience des enfants, nous parlent vrai. Et ce qui donne plus de force à cette vie, c'est que les « interprétations », dans leur fidélité à ce qui est observé, n'ont pour rôle que d'en souligner la nature.

Encore un mot. Le tout petit monde de la science, dans le domaine de la psychologie, n'a pas grande estime pour des recherches à caractère « naturaliste » comme celle-ci. Car on n'y peut briller d'aucune manière. Mais y renoncer n'est-ce pas se priver de connaître ce qui, sans l'humilité, la soumission au fait, l'attention en constante alerte de ce qui se passe, ne saurait être appréhendé d'aucune manière ? Et il faut au surplus du courage et la persévérance pour recommencer avec le second enfant ce que l'on a fait avec le premier, puis avec le troisième, tandis que l'on partage avec d'autres jeunes mères son intérêt passionné pour obtenir d'autres renseignements avec d'autres petits. Et cela prend des heures, des mois, des années. Incompatible avec l'empressement à faire carrière. Mais la science est au prix de ce désintérêt. Car le véritable laboratoire d'observation en psychologie, c'est la vie elle-même. Ce que, peut-être, seule une femme, mère de surcroît, peut comprendre. Dans sa chair et par sa fonction.

Cet ouvrage, inscrit dans la lignée des travaux consacrés par Piaget à la genèse des activités de connaissance chez le petit enfant, apporte une confirmation à leurs acquis tout en ouvrant vers des perspectives susceptibles de remettre en cause plus d'une théorie sur la genèse du langage à cause de son ancrage dans l'observation directe de ce qui se passe en situation. Et je me réjouis que les éditions l'Harmattan aient accepté de courir l'aventure avec leur auteur.

Jean-Marie Dolle
Université Lumière-Lyon 2

Introduction

Pauline 9.05 : *A la poste, deux personnes sortent en lui disant « adieu » avec la main, elle ne fait rien. Un instant plus tard, elle regarde la porte alors qu'il n'y a plus personne, paraît réfléchir et fait le geste « adieu ».*

Pauline est âgée de 9 mois et 5 jours lors de cette scène – il faudra attendre plusieurs mois avant qu'elle commence à parler. Témoin de cet événement, notre intérêt s'est porté sur cette période du développement de l'enfant entre les premières manifestations d'une communication socialisée dirigée vers l'adulte et l'entrée véritable dans le langage. Observer l'enfant dans des situations de la vie quotidienne en interaction avec les adultes de son entourage a été le premier objectif de la recherche relatée dans cet ouvrage.

En effet, si un certain nombre de travaux se sont centrés sur l'observation des relations adultes - bébés, il s'agit souvent de recherches expérimentales en laboratoire. Aucun jusqu'à présent n'a suivi la mise en place de la communication dans le cadre de vie habituel de l'enfant d'une façon suivie. Le retour à une étude de type « naturaliste » est apparu alors comme très pertinent.

Cette méthode d'observation participante nous permet de mettre en évidence que, bien avant l'apparition du langage, l'enfant utilise pour communiquer avec autrui différents gestes et vocalisations que nous appellerons « schèmes sociaux » : « schèmes » car issus de l'activité de l'enfant (terme emprunté à la théorie piagétienne), « sociaux » car leur signification s'élabore dans l'interaction.

Le deuxième objectif de cet ouvrage est de faire le lien entre l'élaboration de ces schèmes sociaux et le développement cognitif de l'enfant tel que l'a décrit J. Piaget.

En effet, ces schèmes dirigés vers l'adulte pour solliciter son attention ou le faire agir apparaissent à partir d'un certain niveau de causalité lorsque l'enfant peut prendre conscience des effets de ses actions sur le réel.

D'autre part, au cours de la période qui nous intéresse, l'enfant construit peu à peu le réel qui l'entoure, établit des liens de causalité entre certains événements, commence à se représenter objets et situations en leur absence. Quel rôle joue alors l'exercice de ces schèmes sociaux dans ces différents progrès ? Cet ouvrage tente de le mettre en évidence.

Nos objectifs se résument ainsi :

« La mise en place d'un système de communication précédant le langage s'appuie sur l'exercice de schèmes sociaux qui se construisent dans l'interaction. Leur élaboration dépend du développement cognitif. En retour, elle le favorise dans ses différents domaines : construction du réel : espace, temps, objets, causalité et émergence de la fonction symbolique ».

Si cette hypothèse est pertinente, elle permettra d'explorer en profondeur les liens de causalité entre la richesse des sollicitations du milieu familial et l'intelligence de l'enfant ; leur existence est une idée très répandue à l'heure actuelle mais étudiée surtout d'un point de vue quantitatif et statistique.

Cet ouvrage commence par un exposé théorique non exhaustif étant donnée l'étendue des domaines considérés tant sur le plan du développement cognitif que de la communication. Il est suivi par l'observation et l'analyse d'une multitude d'événements de communication regroupés en six thèmes différents : situations d'interactions avec les personnes, situations de départ-séparation, relatives à la nourriture, de refus et d'acceptation, d'interdit, relatives à un objet.

Ces thèmes rendent compte, au plus près, de la globalité de la vie quotidienne de l'enfant. Une synthèse finale met à l'épreuve notre hypothèse.

Toutes les personnes s'occupant de jeunes enfants, en tant que professionnels ou en tant que parents, pourront ainsi mieux comprendre cette période du développement, si souvent source d'émerveillement vis-à-vis des multiples progrès du bébé.

Première partie

Le cadre théorique

1. Comment le bébé communique-t-il avec son entourage ?

Si l'observation de la vie quotidienne de l'enfant est au centre de cet ouvrage et si nous pensons en tirer une meilleure compréhension des processus de communication et du développement de l'enfant, il convient d'explorer d'abord les travaux existants portant sur ces questions. En effet, toute observation ne peut se conduire sans un cadre et un référentiel théoriques précis.

Le formidable développement de l'enfant entre sa naissance et l'âge de 2 ans a suscité beaucoup de recherches. De nombreux auteurs ont déjà balisé dans des domaines variés la période de la petite enfance. Notre perspective se voulant suffisamment large pour prendre en compte le sujet - enfant dans sa globalité et sa complexité, il serait ambitieux de vouloir exposer tous ces travaux. Seuls ont été pris en compte les théories ou certains aspects de théories qui éclairent notre démarche d'observation et d'analyse.

Qu'est-ce que la communication ?

Un travail portant sur ce thème ne peut faire l'économie de la définition de ce terme. En effet, selon les auteurs, les significations diffèrent et ce sont leurs divergences qui guideront notre réflexion.

Deux modèles de la communication peuvent être distingués :

- Un modèle linéaire, celui de Shanon (van der Straten 1992), conçoit la communication comme une transmission d'informations. Les interlocuteurs s'envoient des messages, la communication est un acte intentionnel, conscient et verbal. Ce modèle pose donc, entre autres, le problème de l'intentionalité, et ne prend pas en compte les aspects non verbaux de la communication.
- Un modèle circulaire, représenté dans les travaux de l'Ecole de Palo Alto, décrit la communication comme un système d'éléments en interaction. Dans cette optique, « communication et comportement sont pratiquement synonymes » (Watzlawick 1972 : 16). Dès qu'il y a mise en présence de deux individus, il y a communication. Celle-ci existe donc sans intentionalité ni prise de conscience par les sujets de son existence.

Dans cette deuxième perspective, il y a communication dès la naissance. Les travaux portant sur les interactions précoces décrivent d'ailleurs très finement la richesse des échanges entre le bébé et sa mère. Mais une question se dessine en arrière-plan de l'évocation de ces conduites, celle de l'intentionalité du nourrisson.

Dans la première définition, l'intentionalité est indissociable de la communication comme le sont également la prise de conscience et la verbalisation. Ce dernier point limite la communication au langage : il n'y aurait pas de communication avant le langage.

Une recherche portant sur cette problématique doit se positionner entre ces deux perspectives. Si nous revenons à ce qui a motivé celle que nous présentons ici, il s'agit bien de conduites intentionnelles : les schèmes sociaux définis en introduction, gestes et vocalisations, sont utilisés par l'enfant pour faire agir l'adulte. Il s'agit donc bien d'une communication intentionnelle telle que la définit E. Bates (1979) : « ensemble des conduites dans lesquelles le locuteur est conscient des effets que le signal va avoir sur le récepteur, il persiste dans cette conduite jusqu'à ce que l'effet soit obtenu ou l'échec déclaré ».

Nous nous démarquerons du modèle de Shanon en étudiant les aspects non verbaux des échanges.

L'une des questions que nous poserons aux multiples travaux portant sur les interactions entre le bébé et son entourage sera la suivante : A partir de quand peut-on considérer que l'enfant communique intentionnellement ? et pour aller au-delà de la simple description : Quelle compétence l'enfant doit-il développer pour maîtriser une communication intentionnelle et socialisée ?

Une autre question soulevée dans la problématique de ce travail est celle du retentissement de cette communication sur le développement cognitif de l'enfant. Pour mieux connaître celui-ci, nous évoquerons les points principaux de la théorie de J. Piaget. Nous verrons que l'enfant est dans une période où il commence à comprendre le monde qui l'entoure, à construire des repères dans l'espace, le temps, à donner des significations aux objets, etc. Pour cet auteur, ces progrès s'appuient essentiellement sur l'exercice des schèmes d'action sur le milieu.

Lorsque nous observons la diversité des moyens que l'enfant met en œuvre pour communiquer avant de parler réellement (ce que nous avons appelé *schèmes sociaux*) nous ne pouvons douter de leur influence sur ces différents aspects du développement . Watson le démontre en ce qui concerne la causalité. Vigotsky et Bruner placent ces échanges avec l'entourage au centre du processus d'accès à la fonction symbolique.

Auprès de ces différents auteurs, nous chercherons des éléments de réponses à la question de l'influence de la communication sur le développement cognitif.

Les travaux portant sur les échanges entre le bébé, dès sa naissance, et l'adulte (le plus souvent d'ailleurs la mère), se sont multipliés au cours des dernières années. Cause ou conséquence de l'évolution des mentalités et en particulier de l'image que l'adulte a du bébé, ces nouvelles perspectives considèrent le sujet dans sa globalité, en interaction avec les personnes qui l'entourent. Elles présentent le grand intérêt de prendre en compte aussi bien les aspects affectifs que cognitifs.

Mais avant d'aborder le domaine des interrelations, il convient de s'interroger sur les compétences précoces du bébé pour interagir.

1.1. Les compétences précoces

Les nouvelles techniques d'enregistrement (vidéo, traitement informatique des données, etc.), ont permis de mettre en évidence des compétences insoupçonnées chez le bébé, il y a vingt ou trente ans. Lécuyer (1990, 1994) propose une synthèse intéressante des différents travaux, portant sur ces capacités précoces. Il en fait d'ailleurs ressortir les fréquentes contradictions. C'est le cas, par exemple, pour la reconnaissance du visage humain ; pour Field (1985), des nouveau-nés de deux jours sont capables de différencier le visage réel de leur mère par rapport à celui d'une autre personne. Alors que de Shonen, Gil de Diaz et Mathivet (1986), observent cette même compétence à l'âge de 4 mois. Montagner (1989) étudie le rôle de l'olfaction dans la reconnaissance de la mère : dès le 3e jour le bébé présente un comportement différent lorsqu'il est en contact avec des tampons de coton portant l'odeur de sa mère. Cette compétence olfactive pourrait jouer un rôle essentiel dans l'élaboration des liens d'attachement.

Eimas (1975), Mehler (1978) montrent que le bébé reconnaît très tôt la voix de sa mère : il est plus attentif à la voix de sa mère qu'à celle d'une personne étrangère. Widemer et Tissot (1981) s'intéressent à la proprioception, ils évaluent son rôle dans la reconnaissance de la mère relativement à une autre personne. Ils cherchent ainsi « à redonner à la mère son statut de totalité multisensorielle » (p. 10).

Les auteurs étudient également comment, par l'intermédiaire des échanges corporels et grâce aux différentes impressions sensorielles, la mère se détache peu à peu de l'environnement physique du bébé et devient un partenaire privilégié de l'interaction.

Ces différents travaux concernent essentiellement la reconnaissance de la mère ; une autre série de travaux s'intéresse plus spécifiquement à la perception du langage. Mehler (1990) montre que dès 4 jours un nouveau-né est capable de discriminer sa langue naturelle d'une langue étrangère.

Cette discrimination s'appuierait en particulier sur l'intonation. Vers 6 mois, le découpage syntaxique serait un autre facteur de reconnaissance des langues.

En ce qui concerne la perception de la parole et la reconnaissance du mot lui-même, les travaux de Mehler mettent en évidence la capacité du bébé à reconnaître globalement et distinguer les syllabes (par exemple [tap] et [pat]). Ce serait donc l'unité de perception du langage. Le bébé est également capable de catégoriser les sons et ceci quelles que soient les langues. Ainsi les bébés japonais discriminent le [r] et le [l], ce que les Japonais adultes ne font que difficilement. Mais peu à peu cette compétence disparaît, les bébés ne reconnaissent plus que les contrastes pertinents de leur langue naturelle. Cet « apprentissage par l'oubli » s'effectue vers 10-12 mois ; cette perte serait de nature cognitive et non neurologique et serait liée, d'après les auteurs, à l'émergence d'un système de représentation qui permet de coder les sons entendus.

Pour Mehler, toutes ces capacités précoces de reconnaissance du langage oral sont innées. A elles seules, elles expliquent comment l'enfant accède au langage : « nous n'avons pas besoin des ruses et des menaces de pédagogues tour à tour sévères et caressants pour apprendre à parler. C'est donc que l'esprit est de lui-même organisé selon des structures modulaires et fonctionnelles qui prédisposent à certaines acquisitions fondamentales » (Mehler, 1990 : 222.) Cette position innéiste évacue entre autres la problématique fondamentale de l'acquisition de la signification ; celle-ci sera abordée tout au long de cet ouvrage.

Dans le champ des capacités précoces, nous évoquerons rapidement la problématique de l'imitation précoce. Comme le souligne A. Vinter (1985), ce phénomène n'apparaît que d'une façon très diffuse dans les conditions naturelles de la vie du bébé. Malgré cela, il a donné lieu à de nombreuses recherches en laboratoire depuis les travaux de Maratos (1973) suivis de Meltzoff et Moore (1983), Fontaine (1984), et pour une discussion de ces différents travaux, Winnykamen (1990). La conduite d'imitation précoce la plus connue est celle de la protusion de la langue, mais elle concerne également des mouvements de la tête, des mains et des doigts.

Comme nous l'avons déjà observé pour d'autres recherches (la notion d'objet ou les compétences précoces du bébé), les résultats sont, là aussi, souvent contradictoires. La fonction de l'existence de ces imitations précoces est difficile à déterminer. A. Vinter n'aborde pas ce problème et se penche sur la raison de leur manifestation en termes d'existence de représentation de différents niveaux au cours du stade sensori-moteur (Mounoud). Fontaine (1984) détermine une fonction possible de ces conduites précoces : l'interaction sociale. L'imitation jouerait un rôle dans la mise en place de la communication. En effet, comme nous le verrons plus loin, les échanges basés sur l'imitation donnent lieu à une alternance qui préfigure la structure du dialogue. L'imitation précoce pourrait être également un facteur de construction des liens d'attachement au même titre que le sourire et les vocalisations.

1.2. Les interactions précoces

L'observation des interactions précoces attire de nombreux chercheurs psychologues expérimentalistes, éthologues ou psychanalystes. Le concept d'interaction tient une place importante dans la psychiatrie du nourrisson depuis les travaux de Lebovici (1983) et de Brazelton et Kramer (1990). Il est difficile d'en donner une synthèse (d'ailleurs proposée dans différents ouvrages : Lebovici 1983, Montagner 1988...) ; nous allons donc plutôt présenter certains concepts éclairant notre problématique.

1.2.1. Les théories

Actuellement deux théories soutiennent principalement les recherches sur les interactions précoces : la théorie de l'attachement et la psychanalyse. La première a été ouverte par J. Bowlby. Il a posé l'hypothèse qu'il existe une pulsion d'attachement : le besoin inné du sein et du contact physique. Il en définit cinq conduites : la succion, l'étreinte, le cri, le sourire et la tendance à aller vers, à s'accrocher aux nouveautés du monde extérieur.

A sa suite, d'autres auteurs définissent le concept d'attachement : pour Monique Pinol-Douriez (1984), l'attachement est « un lien primaire d'affection spécifique entre deux individus » (p. 58) et Montagner (1988) détermine ainsi tout comportement du nouveau-né qui a pour conséquence et pour fonction d'induire et de maintenir la proximité ou le contact avec la mère.

Cette théorie a bouleversé l'approche de la vie du nourrisson. Le bébé est depuis lors considéré comme un être actif, capable d'influencer le comportement des personnes qui l'entourent, en particulier celui de sa mère. La description du lien qui se crée entre eux comporte souvent trois aspects : l'analyse des compétences du nouveau-né en général que nous avons évoquées ci-dessus, celles des compétences maternelles dont nous parlerons *ultérieurement et enfin l'étude des interactions elles-mêmes qui nous* intéressent dans cette partie.

Un certain nombre de psychanalystes (Lebovici 1983) complètent cette théorie de l'attachement en prenant en compte le niveau psychique des interactions mère - enfant. Lebovici propose donc le concept d'interaction fantasmatique qui permet d'explorer la dimension inconsciente des relations mère - nourrisson. Cette approche étudie, en particulier, l'influence réciproque du déroulement de la vie psychique de la mère et celle de son bébé aussi bien dans leurs aspects imaginaires conscients que fantasmatiques inconscients. Elle s'appuie sur les représentations que la future mère a de son bébé au cours de la grossesse et sur les traductions de ces représentations dans les « transactions d'affects » entre la mère et son bébé pendant la période postnatale.

Le concept des interactions fantasmatiques a renouvelé la psychiatrie du nourrisson et permet de résoudre certains problèmes psychiques ou psychosomatiques, tels que les problèmes d'endormissement ou d'anorexie du jeune enfant.

1.2.2. Les méthodes

Si les recherches sur les capacités précoces du bébé utilisent davantage des méthodes expérimentales, les travaux sur les interactions s'appuient sur des méthodes d'observation. L'utilisation de la vidéo a joué un rôle important en permettant la microanalyse des échanges. Les interactions sont filmées puis découpées en séquences de durée très courte, analysées à partir de grilles d'observation. Ceci permet de mettre en évidence des comportements invisibles à l'œil nu. C'est ainsi que des chercheurs ont pu faire apparaître des processus de synchronie interactionnelle ou de réciprocité que nous décrirons plus loin.

La microanalyse est également employée au cours des thérapies. Le psychologue peut ainsi visionner les épisodes d'interaction entre les parents et leur bébé. Stern (1981) décrit ce qu'il nomme « un niveau macroscopique des échanges » où apparaissent par exemple des alternances d'engagement et de désengagement entre les deux partenaires.

Quelle que soit l'option théorique des chercheurs, certains concepts jalonnant le développement des interactions entre le bébé et sa mère peuvent être repérés.

1.2.3. Quelques caractéristiques des interactions précoces

Dès la naissance, *le bébé présente différents états au cours de la journée*, qui vont du sommeil profond aux pleurs et cris vigoureux en passant par des périodes d'éveil attentif et calme vis-à-vis de l'environnement : ces états, qui sont étalonnés de 1 à 6, sont appelés « état de vigilance ».

D'après Brazelton (1990) le bébé « utilise » les différents états pour contrôler ses tensions endogènes et exogènes. Ils font donc partie des mécanismes de régulations primitifs. Cette compétence est appelée homéostasie ; ainsi le bébé peut réguler ses rythmes dans les différentes fonctions biologiques (végétatives, alimentaires, respiratoires, etc.). Mais l'homéostasie ne dépend pas uniquement du bébé. Elle se définit également par *l'aide et l'organisation que la mère apporte à celui-ci.* La mère devra percevoir l'expérience affective vécue par son bébé – bien-être, attention ou détresse – et modifier en retour les soins à apporter. Il s'agit d'une véritable compétence à interpréter l'état de son enfant qui dépend de son psychisme.

De plus, comme le décrit S. Lebovici (1983), le rôle des parents n'est pas seulement de maintenir le bébé dans un état d'éveil attentif ; il s'agit de profiter de cet état pour le faire entrer dans un monde humain, de l'amener à communiquer par des regards, des sourires en réponse à leurs mots, à leurs caresses. Schaffer (1981) montre également que les stimulations maternelles visant à moduler ses états de vigilance ont des implications cognitives en lui permettant par exemple d'explorer son cadre de vie.

Les interactions précoces sont caractérisées également par l'existence de synchronies interactionnelles : Condon et Sander (1984), Stern (1981), E. Fivaz (1987) montrent, grâce à une microanalyse des échanges, l'adaptation des deux partenaires de l'interaction selon le regard, la position de la tête, des mains, la parole, etc. Stem décrit cette synchronie comme une valse où ils évoluent ensemble.

Si les notions de synchronie et de réciprocité sont communes à de nombreux travaux, les auteurs ne sont pas toujours d'accord sur l'intentionalité du bébé : Y a-t-il ou non une volonté de s'adapter au rythme des échanges, de communiquer ? C. Trevarthern (1977) pense que le bébé joue un rôle actif dès les trois premiers mois. Pour Schaffer au contraire, ces dialogues précoces sont des pseudo-dialogues dans lesquels la mère joue un rôle prépondérant : elle pose des questions et fait « comme si » le bébé lui répondait. Cette hypothèse n'explique pas l'adaptation corporelle réelle du bébé révélée par la microanalyse. Pour cet auteur, il n'y a pas de véritable intentionalité avant la fin de la première année.

Cette question de l'intentionalité est très importante et se pose pour l'ensemble des processus d'interactions précoces. Elle sera discutée plus longuement ultérieurement.

Quel que soit le rôle actif qu'ils jouent au cours des échanges, ces processus de synchronie et de réciprocité font entrer le bébé très tôt dans une structure dialogique qui est une première approche du langage.

Dès l'âge de 2-3 mois, une autre compétence apparaît chez le bébé, qui influe sur la forme des interactions : il s'agit de la compétence à contrôler les informations visuelles par l'orientation ou le détournement de son regard. Il peut ainsi réguler lui-même l'interaction par le contrôle visuel. Ce type d'échange est appelé contact œil à œil ou interaction visuelle ; il constitue un mode privilégié de communication entre le bébé et l'adulte. Le bébé peut y jouer un rôle actif. Un bon fonctionnement à l'intérieur de la dyade nécessite alors une harmonisation entre les initiatives des deux partenaires.

S. Lebovici souligne la dimension affective de ces échanges. D'après des entretiens avec de nouvelles mères, c'est avec l'apparition des premiers regards de leur bébé qu'elles éprouvent le sentiment de l'aimer. Le contact par le regard sert à élaborer les liens d'attachement. C'est aussi par le regard et l'expression du visage que passent beaucoup d'émotions. Cette co-attentionalité qui se développe entre les deux partenaires mère et bébé, sera ensuite dirigée vers un tiers ou vers un objet. Ceci est la première étape de la désignation. Nous reviendrons plus loin sur cette conduite.

Pour terminer cette rapide présentation des recherches sur les interactions précoces, nous évoquerons les notions de « *contingence* » et d'« *effectance* » qui permettent également de caractériser les liens entre les conduites de la mère et celles du nourrisson.

L'étude de la contingence porte sur la perception des signaux, leur déchiffrage et l'adéquation des réponses par les partenaires de l'interaction : elle évalue donc leur ajustement. Greespan et Lieberman (1980) définissent le degré de contingence des réponses de la mère aux signaux du bébé. Ces auteurs montrent l'importance de ce concept du point de vue cognitif : les réponses contingentes aident le nourrisson à prendre conscience de son rôle d'agent causal et donc de différencier moyens et fins dans ces relations interpersonnelles. Cette perception des relations de contingence est appelée « *effectance* » par Schaffer, concept qu'il définit par la découverte des liens entre son action et les réponses données par l'entourage.

En fait ces concepts, décrits ici dans le champ des interactions, correspondent à la causalité dans la théorie de Piaget, et ils coïncident avec les premiers stades de son élaboration.

Nous pouvons rappeler la question posée plus haut relative à l'intentionalité des conduites : la perception des relations de contingence ne serait-elle pas indispensable pour que l'enfant prenant conscience de l'effet de ces conduites sur l'adulte, les reproduise intentionnellement pour le faire agir ?

Le niveau de causalité serait donc à prendre en considération pour comprendre les débuts de la communication. Nous suivrons cette piste plus loin à partir de différents travaux qui dépassent la problématique des interactions précoces.

Les différents aspects des interactions précoces sont présentés ici, des plus primitifs, comme l'homéostasie et le réglage des états de vigilance, aux plus élaborés sur le plan cognitif : la perception des contingences. Ces caractéristiques des interactions mère - enfant vont se développer : les synchronies interactionnelles deviendront peu à peu de véritables dialogues, l'homéostasie - expression des besoins, et la perception des relations de contingence - causalité. *Tout le développement ultérieur de la com*munication et une part importante du développement cognitif vont s'appuyer sur ces prémisses. L'analyse des observations que nous avons recueillies pour ce travail, devra prendre en compte cette composante précoce du développement.

2. Quand l'enfant peut-il communiquer intentionnellement ?

Les recherches que nous allons évoquer maintenant portent plus directement sur les liens entre la mise en place de la communication et le développement cognitif, problématique qui est aussi la nôtre dans ce travail. Quelle que soit l'hypothèse de départ (en termes de prérequis pour Bates, de niveau de causalité pour Harding et Golinkoff ou de perception des contingences pour Watson), la causalité est au cœur de toutes les analyses. En effet, pour tous ces auteurs, un certain niveau de causalité est indispensable pour que l'enfant apprenne à communiquer.

2.1. Les prérequis du langage

Au cours d'une recherche très vaste et approfondie, surtout sur le plan théorique, portant sur l'origine des symboles, Bates et ses collaboratrices (1977) essaient de déterminer quantitativement les prérequis cognitifs au langage.

Ces auteurs abordent l'étude de la communication et de la cognition de l'enfant en s'appuyant sur la théorie piagétienne. L'hypothèse de départ est que l'accès au cinquième sous-stade du stade sensori-moteur est une *condition nécessaire pour que l'enfant puisse apprendre à communiquer* ; en effet ce stade est celui de la découverte de moyens nouveaux pour atteindre un but et de l'utilisation de l'outil. L'enfant devient donc capable de se servir de l'adulte pour demander des objets (proto-impératif), ou d'utiliser l'objet pour attirer l'attention de l'adulte (proto-déclaratif). Les auteurs approfondissent cette direction de recherche en tentant de définir des prérequis cognitifs.

Le comportement de 25 enfants entre 9 mois 1/2 et 12 mois 1/2 est étudié à la maison et au cours de séances standardisées en laboratoire : on leur fait passer différents tests tout en observant leur conduite (avec vidéo ou non). Dix-sept items sont repérés :

- *différentes conduites de communication* – *montrer un objet, donner, refuser, demander* – accompagnés ou non de comportements ritualisés c'est-à-dire geste ou son « conventionnels »,
- les mots compris et utilisés,

- les jeux : combinatoires, symboliques.

Les mesures cognitives concernent :

- la permanence de l'objet,
- les relations spatiales,
- les combinaisons moyens - fin,
- l'imitation,
- les schèmes,
- la causalité opératoire.

Quels enseignements peut-on tirer des analyses factorielles ? Les mesures cognitives les plus prédictives de la communication gestuelle sont la différenciation moyens - buts au sein de la causalité. En revanche la communication verbale est davantage corrélée avec l'imitation. La permanence de l'objet et l'établissement des relations spatiales ont peu de lien avec l'ensemble des conduites de communication. Leur hypothèse de départ se confirme : l'accès au 5e sous-stade sensori-moteur serait un prérequis cognitif à l'acquisition du langage.

Cette relative opposition entre d'une part, causalité et communication gestuelle, et d'autre part, imitation et communication verbale, s'expliquerait par l'ordre d'apparition de ces modalités d'expression. La communication gestuelle est la première à se manifester. Avec l'utilisation de gestes de plus en plus ritualisés et conventionnels, l'enfant apprend à exprimer ce qu'il veut, à obtenir quelque chose. La différenciation moyens - buts et la causalité sont à l'origine de ces conduites. Ensuite, lorsque cette base cognitive de la communication est établie, l'enfant évolue vers le langage et ce progrès s'appuie sur l'imitation.

Cette progression d'un code gestuel d'abord, à un code verbal ensuite, pourrait expliquer les corrélations différentes. Sur le plan de la méthode, les auteurs soulignent à plusieurs reprises les limites de l'analyse quantitative. En effet, il est parfois difficile d'interpréter certains résultats. Pour cela, il faut revenir à une approche qualitative qui permet de redonner de l'importance à la signification dans la communication.

2.2. Requête et déclaration

Dans une autre recherche, Bates (1976) étudie l'évolution de deux structures : la requête et la déclaration qui lui paraissent regrouper l'ensemble des intentions de communication de l'enfant au cours du stade sensori-moteur.

Formuler une requête, c'est manifester l'intention d'utiliser l'adulte pour obtenir quelque chose.

Dans la déclaration, au lieu de faire agir l'adulte, l'enfant lui demande de partager avec lui une information ; ce peut être par exemple son intérêt pour quelque chose.

Ce choix nous a également paru tout à fait pertinent et nous l'utiliserons dans notre analyse. Les auteurs relient leur genèse à celle de la causalité décrite par Piaget.

Au cours des premiers stades, l'enfant établit une relation entre ses pleurs, quand il a faim, et, le fait d'être nourri (lorsque l'adulte les a interprétés comme tels). Il n'a pas alors pris conscience du rôle effectivement joué par l'adulte : il pleure et sa sensation de faim est supprimée. Les pleurs peuvent donc devenir intentionnels sans qu'autrui soit reconnu comme un moyen de satisfaire ce besoin de nourriture. Bates décrit ainsi les prémisses de la requête.

Les premières phases de la déclaration se manifestent dans les échanges affectifs qui s'établissent entre la mère et le bébé. Le plaisir se traduit par des sourires réciproques. La déclaration évolue ensuite du côté du bébé par une recherche active de contacts physiques.

Au 4e stade, Bates rappelle que Piaget décrit un début d'extériorisation et d'objectivation de la causalité qui s'effectue d'abord par l'intermédiaire d'autrui. Elle montre comment ces progrès se manifestent dans les conduites de requête : l'enfant utilise la main de l'adulte pour atteindre un but (prendre un objet). Elle remarque que l'enfant ne s'adresse qu'à une partie du corps de l'adulte : ce dernier n'est pas considéré encore comme un agent possible de l'action.

En revanche sur le plan de la structure déclarative, l'enfant déploie tout un éventail de conduites pour attirer et maintenir l'attention de l'adulte : sourires, rires, contacts par le regard, conduites qui ont déjà eu du succès. L'adulte est ici considéré comme un agent doué d'une activité autonome qui peut l'encourager et l'approuver par le rire, le langage, etc. Il semblerait donc que l'adulte soit d'abord construit en tant qu'interlocuteur dans l'interaction avant d'être reconnu comme agent autonome d'activité et donc « moyen » pour atteindre un but.

Au 5e stade, l'enfant se situe par rapport aux objets. La conduite de requête se met réellement en place. Toujours du point de vue de la causalité, l'adulte étant considéré comme un moyen d'atteindre un but, elle devient intentionnelle. L'enfant utilise des gestes et des vocalisations, mais à ce stade, la communication n'est pas encore linguistique. La transition se fera grâce à la ritualisation des échanges, en abrégeant l'action originaire, les comportements deviennent alors des signaux. Ces signaux vocaux et gestuels seront remplacés par le langage au cours du stade suivant.

La structure de la déclaration se transforme elle aussi. Au lieu de dire « fais ceci » comme dans la requête, l'enfant demande à l'adulte « écoute », dans le sens de « prendre des informations ». Il s'agit donc d'une activité davantage mentale et abstraite que la précédente.

Jusqu'alors, la déclaration évoluait au fil des échanges affectifs entre *l'adulte et l'enfant. Maintenant, les interactions s'organisent* autour de l'objet : l'enfant le désigne et cherche à partager l'attention de l'adulte ; ces types d'échange sont étudiés par d'autres auteurs : Werner et Kaplan décrivent à ce propos le monde des objets de contemplation ; pour Bruner, ces conduites de désignation seraient les précurseurs directs de la référence.

De même que dans le cadre de la requête, les moyens utilisés par l'enfant pour attirer l'attention se détachent de son activité générale et se ritualisent pour former un répertoire de moyens sociaux : « des signaux ». Ce processus s'accentue lorsque l'enfant n'est pas en présence physique de l'objet et doit utiliser gestes et vocalisations de désignation. Ceci le conduit également à la représentation du 6e stade et donc au langage.

Pour Bates et coll., l'objectif de la déclaration est davantage d'établir une interaction sociale que de vraiment partager des informations avec l'adulte dans un but « culturel ». Nous discuterons cette hypothèse, qui ne nous paraît pas satisfaisante, lors de l'analyse de nos observations.

Bates n'a pas étudié les structures de requête et de déclaration au cours du sixième stade.

Ce sous-stade se caractérisant par l'accès à la représentation, l'enfant va pouvoir réclamer des objets absents. Pour solliciter l'aide de l'adulte, il utilisera des symboles remplaçant ces objets. Nous rejoignons ici la problématique de la genèse de la fonction symbolique. De même, la déclaration s'exercera à partir d'objets ou d'événements absents et se traduira par exemple par des récits.

2.3. Les vocalisations intentionnelles

Une autre façon d'aborder la problématique de la causalité au cours de cette période est d'étudier comment l'enfant *peu à peu apprend à utiliser* les personnes qui l'entourent pour atteindre un but inaccessible pour lui. C'est ce que font Harding et Golinkoff (1979), à travers une recherche très intéressante sur l'utilisation des vocalisations avant le langage.

Leur but est d'étudier les rapports entre le développement cognitif, en particulier dans le domaine de la causalité, et la communication verbale avant les premiers mots. Sur le plan conceptuel, ils s'appuient donc sur différentes théories : celle de Piaget pour le développement cognitif, celle de la linguistique pragmatique pour la communication.

Comme Bates, ces auteurs reprennent la description du 5e stade sensori-moteur de Piaget : l'enfant considérant autrui comme personne indépendante, autonome, il peut l'utiliser comme outil pour atteindre un but. C'est donc à ce stade que se développera une certaine forme de communication intentionnelle.

L'analyse de la communication repose sur des notions de la linguistique pragmatique et en particulier de la théorie des actes de langage de Austin (1970). Avec Bates (1975), Harding et Golinkoff définissent trois sortes d'actes de langage :

- *Les actes perlocutoires : ils ont un effet sur un interlocuteur que le locu*teur soit conscient ou non et que ces actes soient intentionnels ou non. Par exemple, nous citerons les pleurs du bébé.
- Les actes illocutoires : le locuteur les produit intentionnellement pour obtenir un effet sur l'interlocuteur, ils sont reconnus comme communicatifs par les deux partenaires de l'interaction. Le message a un effet sans avoir obligatoirement un contenu. Il peut être composé d'un geste ou de vocalisations sans référence.
- Les actes locutoires : il y a transmission entre les deux partenaires d'un message ayant une signification référentielle. Ils n'existent donc qu'à partir du moment où l'enfant utilise des mots.

Les conduites intentionnelles sont définies à partir d'une description de Bruner : l'enfant établit un contact par le regard avec la mère, essaie de diriger son attention vers le but désiré en faisant des gestes ou en regardant, persiste dans cette conduite jusqu'à ce que le but soit atteint, cesse lorsqu'il est parvenu à ses fins.

Les auteurs étudient 46 enfants âgés de 8 à 14 mois filmés en présence de leur mère. Ils sont confrontés à deux situations de frustration où ils ne peuvent obtenir un objet (gâteau ou jouet) qu'avec l'aide de leur mère. Le but de la recherche est d'analyser quelles conduites communicatives ils mettent en œuvre pour solliciter cette aide et à partir de quel stade du développement cognitif ils sont capables de les produire.

Dans un premier temps, les auteurs trouvent des corrélations significatives entre le développement de la causalité et l'expression de vocalisations intentionnelles. Ainsi, seuls les enfants qui ont atteint le 5e sous-stade sensori-moteur, les utilisent pour obtenir l'objet désiré, alors qu'aucun enfant du 4e sous-stade ne manifeste cette capacité. En revanche, le développement du concept d'objet qui est mesuré à l'aide d'épreuves portant sur la permanence de l'objet, ne paraît être ni nécessaire ni suffisant pour l'évolution des actes illocutoires.

Dans un deuxième temps, les auteurs se sont penchés sur la nature des séquences de communication. Ils montrent que les enfants qui n'ont pas atteint le 5e stade, mettent en œuvre des conduites « perlocutoires » qui s'appuient essentiellement sur le regard : contact par le regard alternativement entre la mère et le but, entre les yeux de la mère et ses mains ou entre ses yeux, ses mains et l'objet. La phase perlocutoire implique donc la capacité d'employer des conduites intentionnelles autres que vocales dont l'efficacité a été découverte par hasard. La caractéristique du stade V est « *d'inventer des moyens nouveaux pour atteindre un but* », elle serait nécessaire pour que les vocalisations s'ajoutent au répertoire communicatif existant.

En résumé, les auteurs décrivent l'enfant illocutoire : il dirige ses vocalisations vers sa mère, en la regardant dans les yeux : il la reconnaît comme un agent qui peut l'aider..., il lui tend son jouet, vocalise en gardant le contact par le regard.

Cette recherche offre une approche expérimentale intéressante des liens entre développement cognitif et communication intentionnelle. A partir de situations bien choisies, les auteurs peuvent mettre en « chiffres » ces relations. L'analyse quantitative a ses limites : on peut regretter que les conduites communicatives aient été restreintes au contact par le regard et aux vocalisations ; n'existe-t-il pas d'autres comportements de communication ?

Il serait intéressant d'affiner cette analyse des conduites communicatives. L'évolution de la causalité est sans doute un des points les plus sensibles du développement de la communication. Ceci fait tout l'intérêt des résultats de ce travail.

Pour terminer cette étude de la causalité, nous citerons rapidement une recherche de Th. Gouin-Decarie (1972) « notion de causalité et réactions à la personne étrangère chez le jeune enfant ». Cet auteur montre qu'il n'y a pas vraiment de liaison significative entre le niveau de causalité et la peur de l'étranger (appelée aussi « angoisse du huitième mois » notion d'ailleurs discutée dans cette recherche). En revanche il en existe une dans les situations où l'étranger esquisse le geste de prendre l'enfant et le touche. Seuls, les enfants qui ont atteint le stade V de l'échelle de causalité, présentent une réponse négative. L'approche ou le contact ne constituent une menace aux yeux de l'enfant que si celui-ci a acquis une causalité entièrement objectivée, spatialisée ; il est alors capable de concevoir une action autonome de la part d'autrui.

Tous ces travaux prouvent l'importance de la causalité dans la mise en place de la communication. Ils apportent des éléments de réponse à l'une de nos questions : Quelle compétence l'enfant doit-il développer pour communiquer avec son entourage ? Ces différents auteurs à partir de méthodes de recherches diverses sont en accord pour donner un rôle déterminant à l'accès au 5e sous-stade sensori-moteur, l'adulte étant considéré alors comme un moyen pour atteindre un but.

Au fil de l'analyse de nos propres observations, nous essaierons de remonter à l'origine cognitive de la mise en place des différents schèmes mentaux.

2.4. Causalité et communication

Une autre façon d'aborder la problématique du lien entre causalité et communication a été celle de Watson. Ses travaux se situent dans une perspective bien différente puisqu'il s'agit d'une recherche expérimentale, déjà évoquée dans la partie consacrée aux interactions précoces. Néanmoins, il est intéressant d'approfondir son point de vue car il souligne lui aussi l'interdépendance des interactions sociales et la perception des contingences par le bébé, c'est-à-dire des liens de causalité.

Il a longuement étudié la perception par le bébé des relations entre son action et l'environnement qu'il considère comme un aspect fondamental du développement. A la suite d'une étude expérimentale très précise, il observe le résultat paradoxal suivant : les jeunes enfants (4 mois) sont moins stimulés par un niveau de contingence parfait que par un niveau modéré. Watson rapproche ces données de l'hypothèse de Bower de l'existence d'un « niveau familier de contingence » pour provoquer une réponse.

Les enfants sont habitués à un certain niveau au cours de leurs expériences d'interaction normale avec le réel. Les interactions sociales correspondent à ce modèle. En effet, les adultes ne donnent jamais une réponse « parfaite » aux actions du bébé. Les pleurs du bébé déclenchent souvent l'action de le nourrir mais parfois aussi celle de le bercer, de le promener ou de le distraire.

Watson pose l'hypothèse que ce niveau spécifique serait un moyen pour l'enfant de reconnaître les interactions sociales et de les préférer.

Plus largement, les échanges avec l'adulte sont surtout des situations idéales pour construire la causalité. Le bébé très jeune ayant des capacités motrices réduites ne peut guère agir sur le monde des objets ; en revanche les adultes réagissent au moindre de ses gestes : pleurs, sourires mimiques, gestes de la main. Ils donnent ainsi au bébé l'occasion de prendre conscience de leur effet. L'interaction entre le bébé et les adultes qui s'occupent de lui joue donc un rôle moteur pour l'évolution de la causalité. Ce point de vue est partagé par d'autres auteurs : Bruner 1977, Trevarthern 1977.

Avec cette nouvelle approche, nous entrons dans la deuxième partie de notre problématique : la communication qui se met en place avant le langage et donc à partir du 5e sous-stade sensori-moteur, joue un rôle dans la compréhension du monde par l'enfant. Mais d'abord...

3. Comment l'enfant comprend-il le monde qui l'entoure ?

Du nouveau-né que toute théorie, qu'elle soit affective ou cognitive, décrit comme indifférencié de son environnement, à l'enfant de 18 mois reconnaissant les différents moments de la journée et commençant à entrer dans le langage, *le bébé au cours de ses deux premières années progresse* d'une façon prodigieuse dans la compréhension du monde qui l'entoure. Un des buts essentiels de cet ouvrage est d'observer comment l'enfant repère peu à peu les différents événements qui composent sa vie quotidienne. Sur le plan théorique, ceux-ci renvoient aux notions primordiales de l'espace, du temps, de l'objet et de la causalité en tant que fonction explicatrice du réel. J. Piaget les a étudiés dans *La compréhension du réel chez l'enfant.*

Autre progrès considérable de ce stade, l'enfant acquiert vers 18 mois d'après Piaget, la capacité de se représenter un objet ou un événement en son absence. « La pensée en acte » du stade sensori-moteur qui se manifeste dans l'exercice des schèmes d'action en présence des objets ou des personnes devient « pensée représentative ». Ainsi Piaget étudie-t-il le passage de l'indice au signe dans *La naissance de l'intelligence chez l'enfant* et la genèse de l'imitation et du jeu qui permet l'accès au symbole dans *La formation du symbole chez l'enfant.*

Cette évolution s'appuie sur les schèmes d'action et se caractérise par le passage d'expériences centrées sur le corps de l'enfant à des expériences portant sur les objets ou les personnes : c'est le processus d'objectivation.

3.1. La construction du réel

3.1.1. La causalité

Comme nous venons de le voir, la causalité joue un rôle essentiel dans la mise en place de la communication. Avec Piaget, et à partir de son ouvrage *La construction du réel chez l'enfant*, nous pouvons suivre les principales étapes de son évolution en insistant davantage sur les aspects interpersonnels de cette élaboration.

Au cours des premiers mois, l'enfant construit la causalité à partir d'expériences portant sur son propre corps : il découvre les mouvements de ses mains et de ses pieds qu'il est capable de diriger. Il prend conscience de l'intentionalité de ses mouvements et de leur efficacité. Il commence à différencier cause et effet.

Vis-à-vis des objets, il va essayer de reproduire un résultat obtenu fortuitement : se secouer pour faire bouger le mobile accrocher à son transat par exemple. Il s'agit d'une causalité « par efficace ».

Dans ces conduites, l'enfant est centré sur son corps, il ne prend pas en compte la réalité extérieure à lui-même : l'existence d'un rapport spatial entre *son action et l'objet sur lequel il veut agir par exemple.*

La « personne d'autrui » joue un rôle prépondérant dans le développement de la causalité. Tout d'abord, elle constitue pour l'enfant un centre d'intérêt privilégié relativement au monde des objets. Il attend d'elle des événements, alors que ce n'est pas le cas avec les objets. Ensuite, elle représente l'un des premiers « centres » extérieurs à l'enfant, et ceci a une influence considérable sur les processus d'extériorisation et d'objectivation, facteurs essentiels du développement de la causalité. Il va découvrir que « des choses se passent » en dehors de sa propre activité.

L'évolution va se poursuivre dans ce sens. Parallèlement, la causalité s'élabore dans l'espace toujours par l'intermédiaire d'autrui : ainsi, l'enfant *va écarter la main d'autrui qui fait obstacle, ou agir sur elle pour faire continuer* un spectacle. Il déclenche le geste par une simple pression de sa propre main. Le corps d'autrui est alors considéré comme agent autonome d'action. Cette causalité est dite aussi « causalité par contacts objectifs » puisque l'enfant prend conscience de la nécessité de contacts physiques, et donc d'un rapport spatial, pour obtenir un effet.

Nous atteignons ensuite le 5e stade décrit par Bates et Harding et Golinkoff comme l'étape fondamentale permettant l'accès à une communication intentionnelle. Piaget montre en effet qu'autrui est alors considéré comme une source autonome d'action. Pour faire agir l'adulte, l'enfant se place en face de lui en position d'attente ou lui tend l'objet. La causalité devient indépendante de l'activité propre de l'enfant. Le progrès se manifeste également dans les conduites avec les objets.

En même temps, elle poursuit son évolution sur le plan de l'espace. Ce processus est particulièrement visible dans les conduites dites de support : l'enfant est capable de tirer la ficelle pour attraper l'objet qui y est accroché ou d'utiliser un bâton pour rapprocher l'objet hors d'atteinte. Il découvre la mise en relation des objets entre eux.

L'évolution ultime de la causalité, à la fin du stade sensori-moteur, se manifeste dans la capacité qu'a maintenant l'enfant de deviner la cause lorsque sont donnés les effets. Il accède à une causalité représentative.

Inversement, il peut prévoir et se représenter les effets futurs d'une certaine action. « De même que la permanence propre à l'objet se prolonge ainsi nécessairement en représentation des objets absents, de même l'objectivation et la spatialisation de la causalité physique entraînent tôt ou tard la représentation des séquences non données directement dans le champ sensoriel » (Piaget 1945 : 257).

3.1.2. Des premières coordinations sensorielles à la permanence de l'objet

Pour Piaget, l'élaboration de la notion d'objet est étudiée essentiellement d'après l'attitude de l'enfant face à sa disparition.

Au cours des premiers mois, l'objet qui disparaît n'existe plus pour l'enfant, il n'a pas encore de permanence. Piaget décrit les étapes par lesquelles passe l'enfant avant de maîtriser cette permanence.

La première serait celle où le bébé regarde en direction d'un bruit ou suit des yeux un objet ou une personne, elle marque le début des coordinations sensorielles.

Ensuite, l'enfant est capable de rechercher l'objet avec lequel il vient de jouer mais pas celui que l'adulte cache devant lui, il s'agit d'un début de permanence mais encore très dépendante de l'activité du sujet.

L'étape suivante – qui correspond au 4e sous-stade sensori-moteur – est caractérisée par la recherche active de l'objet disparu mais sans tenir compte de la succession des déplacements visibles. Le progrès par rapport au stade précédent réside dans le fait que l'enfant cherche l'objet derrière un écran même lorsqu'il est entièrement caché. En revanche, si l'on place l'objet derrière un deuxième écran, même si le déplacement est visible par l'enfant, ce dernier continuera à chercher l'objet là où il était caché d'abord. Cette « erreur » qui heurte notre logique adulte a, depuis les observations de Piaget, suscité de nombreuses recherches.

Elle peut s'expliquer par le fait que l'existence de l'objet est encore très dépendante de la propre action de l'enfant. Il n'est pas encore réellement ce que Piaget appelle « une chose substantielle ». D'autre part, l'espace étant insuffisamment construit, l'enfant ne peut se repérer dans les différents déplacements.

Plus tard, l'enfant peut résoudre un problème de « cache-cache » mais en agissant par tâtonnement en mettant en œuvre un apprentissage empirique.

La dernière étape est atteinte lorsque l'enfant est capable de se représenter les déplacements invisibles de l'objet. Ce dernier acquiert une identité quels que soient ses déplacements.

Comme pour la construction de la causalité, les progrès dans l'élaboration de l'objet vont dans le sens d'une décentration : l'objet est d'abord construit dans l'action propre du bébé puis il existe progressivement indépendamment de son activité en particulier lorsque autrui le déplace ou le cache.

Le monde qui l'entoure est alors perçu d'un point de vue totalement différent par rapport aux stades précédents où *tout lui semblait* dépendre de ses propres actions. Son univers initial se transforme en un « univers solide d'objets coordonnés comprenant le corps propre à titre d'élément » (Piaget 1945 : 76).

Lécuyer (1990) présente une série de travaux s'opposant à la théorie de Piaget, le plus souvent relativement à ce qui est appelé généralement « l'erreur du 4e stade » ou « erreur de l'emplacement ». En fait, ces travaux considérés comme contradictoires, confirment certaines hypothèses proposées par notre auteur : organisation insuffisante de l'espace et du temps, prégnance de l'action. Les recherches accordent une place importante à ce fameux 4e stade, place qu'il n'a pas dans la théorie de Piaget. Si cette étape joue un rôle dans la construction de l'objet, elle s'inscrit dans l'ensemble du développement global de l'enfant, perspective que perdent de vue les recherches récentes.

3.1.3. L'espace

Nous avons vu ci-dessus l'étroite interdépendance de la constitution de l'objet et de l'organisation du champ spatial. Nous retrouverons donc les mêmes étapes, l'évolution allant d'un espace pratique créé par l'action du sujet à un espace objectif dans lequel le sujet se situe et situe les objets.

Pour Piaget, le développement s'articule autour de la notion de « groupe » qu'il emprunte à Poincaré et qu'il définit comme un « système d'opérations susceptible de permettre un retour au point de départ » (*La construction du réel chez l'enfant* : 89).

Dans les premiers mois qui suivent la naissance, « l'espace du bébé » est composé en fait de différents espaces pratiques liés à son activité : espace *buccal, espaces visuel, auditif, etc. Ces groupes hétérogènes se coordonnent* ensuite parallèlement à la coordination des schèmes d'action par exemple : vision et préhension. Ces groupes subjectifs sont limités à la perception au moment même de l'action et restent très égocentriques.

Egalement en lien avec les progrès de l'intelligence qui se manifestent par la combinaison de schèmes et leur application à de nouvelles situations, l'enfant va établir des relations entre les objets, les positionner, mais toujours par rapport à lui, nous retrouvons la dimension de l'égocentrisme.

L'objectivation existe réellement, à partir du 5e stade, avec la prise de conscience du déplacement des objets les uns par rapport aux autres. Ceci se traduit dans l'activité de l'enfant par une étude expérimentale des déplacements visibles des objets : en les jetant, les laissant tomber, les faisant rouler, etc. il découvre les relations de contenu à contenant et s'amuse à emboîter les objets, à les vider. L'acquisition de la marche, au cours de ce même stade, permet de former également des groupes de déplacements.

Mais toutes ces nouvelles capacités liées à la construction de l'espace restent dépendantes de la perception directe, ce qui amène certaines limites. Il n'y a pas encore de représentation des rapports spatiaux ; les conduites de ce stade nécessitent un apprentissage.

Ce n'est qu'au dernier stade que les groupes deviennent représentatifs, la représentation achève l'élaboration des relations spatiales. Elle permet de corriger la perception par une relation des mouvements non perçus et amène l'enfant à se représenter lui-même et à imaginer ses propres déplacements. L'espace n'est plus égocentrique, l'enfant se situe par rapport aux objets et aux déplacements même non perçus.

3.1.4. Le temps

Alors que les relations que l'enfant établit dans l'espace ou face à l'objet sont facilement repérables à partir de l'observation de ses conduites, la construction du temps au cours du stade sensori-moteur est plus difficile à étudier. Piaget l'analyse à travers les catégories fondamentales de l'objet, de l'espace et de la causalité que nous avons évoquées ci-dessus.

Dans les premiers mois, même si l'on peut repérer dans les conduites du bébé de cet âge, des successions d'actions (ouvrir la bouche avant de sucer, tourner la tête pour regarder après avoir entendu du bruit), il n'a encore aucune notion de temps. Le bébé ne perçoit sans doute qu'une durée de l'action immédiate. C'est ce que Piaget appelle, en parallèle avec les groupes pratiques lors de la construction de l'espace, les « séries pratiques ».

De même que dans la construction de l'espace et de l'objet, l'enfant va commencer à percevoir des successions d'actions lorsqu'elles dépendent de sa propre activité, il construit ainsi des séries subjectives. Ensuite, ces séries vont s'appliquer aux choses elles-mêmes, par le même processus qui se manifeste sur le plan de l'intelligence ou de l'élaboration de l'objet et de l'espace. Les séries deviennent ensuite réellement objectives ; le temps s'applique aux choses elles-mêmes et est indépendant de la durée inhérente à l'activité. L'enfant devient capable d'ordonner des événements.

Au cours du dernier stade les séries sont représentatives alors qu'auparavant elles étaient encore liées à la perception. Avec l'accès à la représentation, elles peuvent se prolonger dans le passé et dans le futur, ce sont alors « les séries représentatives ». Le langage se construisant parallèlement, le récit apparaît, montrant que l'enfant peut se remémorer des événements passés.

Toute la construction du réel que nous venons d'explorer à partir de la théorie de Piaget s'appuie donc essentiellement sur le processus d'objectivation qui permet à l'enfant de se détacher de sa propre activité et de se situer par rapport aux objets. *L'enfant peut ainsi passer de ce qu'il découvre sur* son propre corps puis sur les objets par l'exercice de ses schèmes d'action à des élaborations beaucoup plus générales, indépendantes de lui-même. Nous avons vu avec la construction de la causalité le rôle prépondérant joué par la personne d'autrui dans le processus de décentration. Il est sans doute le même dans les autres domaines impliqués dans la construction du réel. C'est bien par la disparition et la réapparition des personnes que le bébé expérimente aussi la permanence de l'objet, il en est de même avec les jeux de cache-cache que l'adulte propose à l'enfant. L'espace et le temps du bébé sont également l'espace et le temps de l'adulte lorsque tout deux sont en interaction. Ce partage de la réalité même s'il ne se fait pas d'emblée, va contribuer à ce processus.

Ainsi, les situations d'interaction avec les personnes dans la vie quotidienne apparaissent comme autant d'occasions de construire le réel en se détachant de l'action. Il nous paraît intéressant de revenir à l'observation de la vie du jeune enfant, en particulier lorsqu'il commence à communiquer avec son entourage. En effet les schèmes sociaux qu'il élabore sont une des manifestations de la façon dont il comprend le réel et en même temps sont sources de progrès dans sa construction.

Mais cette approche des travaux de Piaget serait incomplète si nous n'abordions pas les aspects fonctionnels de la pensée.

3.2. Le fonctionnement de la pensée

Nous venons de suivre la construction de la réalité dans ses différentes dimensions en montrant sans cesse l'importance de l'activité. En fait, pour Piaget, les schèmes d'action constituent la pensée au niveau sensori-moteur : il utilise d'ailleurs l'expression « pensée en acte » la pensée existant vraiment avec l'accès à la représentation.

3.2.1. Qu'est ce qu'un schème ?

« Nous appellerons schème d'action, ce qui dans une action, est ainsi transposable, généralisable ou différenciable d'une situation à la suivante. » (Piaget 1967 : 24). Les schèmes organisent donc l'activité sensori-motrice selon ses deux pôles : l'assimilation et l'accommodation. L'assimilation peut consister à incorporer un élément du réel (objet ou situation) à un schème ou un ensemble de schèmes coordonnés, c'est l'assimilation reproductrice, mais elle sert également à donner des significations dans certaines situations : c'est l'assimilation récognitive. L'assimilation généralisatrice peut, quant à elle, étendre le champ des schèmes d'action à des situations non encore rencontrées. L'accommodation sert à adapter les schèmes à des objets nouveaux ou à en créer de nouveaux.
Les schèmes existent à tous les niveaux du développement : les schèmes d'action s'intériorisent et deviennent des schèmes mentaux qui vont permettre à l'enfant de raisonner à partir du réel, de construire les opérations logiques.

3.2.2. Comment les schèmes permettent ils à l'enfant d'élaborer des connaissances ?

Pour ce faire, l'enfant doit pouvoir prendre conscience des résultats de ses actions. Il procède ainsi à des abstractions de différents niveaux.
Piaget différencie principalement les abstractions « empiriques » et les abstractions « réfléchissantes ». « Nous nommerons "abstractions empiriques" celles qui portent sur les objets physiques ou sur les aspects matériels de l'action propre, tels que les mouvements, poussées, etc. » (J. Piaget, 1977 : 5). « L'abstraction réfléchissante », en revanche, porte sur les formes et sur toutes les activités cognitives du sujet (schèmes ou coordinations d'actions, opérations, structures, etc.) pour en dégager certains caractères et les utiliser à d'autres fins (nouvelles adaptations, nouveaux problèmes, etc.)
Il définit également les « abstractions pseudo-empiriques » qui interviennent lorsque le sujet ne peut effectuer de construction, « qu'en s'appuyant constamment sur leurs résultats constatables ».
Ces différents types d'abstractions s'observent à tous les niveaux du développement.

3.2.3. Qu'en est-il du stade sensori-moteur ?

L'abstraction réfléchissante est en œuvre lorsque « le nourrisson est capable pour résoudre un problème nouveau d'emprunter certaines coordinations à des structures déjà construites pour les réorganiser en fonction de nouvelles données. Nous ne savons rien en ce cas des prises de conscience du sujet ». En effet, l'enfant n'ayant pas encore accès à la fonction symbolique ne peut se représenter les résultats de ses actions. En revanche, nous pouvons imaginer une prise de conscience concrète qui ne s'exprime que dans la situation vécue par l'enfant et qui explique les conduites intentionnelles. « Aux paliers sensori-moteurs, l'abstraction empirique tire son information des objets et des caractères matériels ou observables des actions, tandis que l'abstraction réfléchissante la puise dans les coordinations de schèmes » (*idem* : 319).

3.2.4. Pourquoi aborder la question des abstractions ?

Dans la recherche exposée ici, nous avons essayé d'étudier le rôle de la communication sur la mise en œuvre de ces différentes abstractions. La raison principale de cette curiosité est liée aux travaux de J.-M. Dolle et D. Bellano. Dans *Ces enfants qui n'apprennent pas*, ces auteurs mettent en évidence le fait que les enfants en échec scolaire procèdent essentiellement à des abstractions empiriques. Cette modalité de pensée particulière a été nommée « figurativité » par J.-M. Dolle en opposition à « l'opérativité » décrite par Piaget. Ces enfants sont enfermés dans une lecture du réel sans avoir de possibilité de l'organiser, ils ne peuvent jouer un rôle actif dans le processus de construction des connaissances. D. Bellano, dans ses activités de remédiation, leur permet de progresser en les amenant par des suggestions et des contre-suggestions à effectuer des abstractions pseudo-empiriques.

Si les sollicitations de l'adulte jouent un rôle important dans le processus de remédiation de ces enfants en difficulté, ne peut-on s'interroger sur les sollicitations que vit quotidiennement un enfant qui se développe « normalement » en particulier pendant cette période clé de la petite enfance ? Par l'observation de la mise en place de la communication, nous pensons pouvoir apporter un éclairage complémentaire à la problématique de « ces enfants qui n'apprennent pas » en explorant les prémisses de la figurativité et de l'opérativité.

Ainsi, le stade sensori-moteur qui correspond à la période qui nous intéresse dans cet ouvrage se caractérise par une pensée qui s'exerce dans le temps et l'espace de la situation vécue par l'enfant sans possibilité de représenter l'expérience. Néanmoins c'est aussi un stade où la fonction symbolique commence à s'élaborer, nous allons voir comment.

3.3. La genèse de la fonction symbolique

La problématique de la genèse de la fonction symbolique étant un des éléments clés de ce travail, la théorie de Piaget sera abordée plus longuement.

3.3.1. Quelques définitions

> *« La fonction symbolique permet de représenter les objets ou événements non actuellement perceptibles en les évoquant par le moyen de symboles ou de signes différenciés, tels sont le jeu symbolique, l'imitation différée, l'image mentale, le dessin et surtout le langage lui-même. »*
>
> Piaget (1967).

> *« Au sens large, la représentation se confond avec la pensée, c'est-à-dire avec toute l'intelligence ne s'appuyant plus simplement sur les perceptions et les mouvements (intelligence sensori-motrice) mais bien sur un système de concepts ou de schèmes mentaux.*
> *« Au sens étroit, elle se réduit à l'image mentale ou au souvenir - image, c'est-à-dire à l'évocation symbolique des réalités absentes. »*
>
> Piaget (1945 : 68.)

Ces deux façons de concevoir la représentation sont liées car pour l'auteur il est possible que toute pensée s'accompagne d'images, l'image serait un « signifiant » et le concept un « signifié ».

Ces deux derniers termes sont empruntés à la linguistique. Une autre façon de définir la représentation est en effet inspirée de cette science du langage : « la pensée représentative débute dès que dans le système des *significations, le signifiant se différencie du signifié* » (Piaget, 1945 : 172.)

La fonction symbolique est donc définie par Piaget selon plusieurs registres, de même sa genèse s'effectue selon des plans distincts. Ainsi, en ce qui concerne la dernière définition proposée (la différenciation du signifiant et du signifié), Piaget étudie dans *La naissance de l'intelligence chez l'enfant* l'évolution de l'indice indifférencié au début du stade sensori-moteur vers le signe qui apparaît à la fin de ce stade.

En *ce qui concerne* la représentation au sens « étroit », c'est-à-dire l'image mentale, l'observation de l'imitation permet à Piaget d'expliquer son apparition, il le fait dans « la formation du symbole ». Mais « l'imitation ne constitue que l'une des sources de la représentation à laquelle elle fournit essentiellement ses "signifiants" imagés. A l'autre extrême, et du point de vue des significations, on peut considérer le jeu comme conduisant aussi de l'action à la représentation, dans la mesure où il évolue de sa forme *initiale* d'exercice sensori-moteur, à sa forme seconde de jeu symbolique ou jeu d'imagination » (Piaget, 1945 : 7).

En conclusion et pour relier ses différentes définitions, « les premiers signifiants *différenciés sont fournis par l'imitation et* son *dérivé*, l'image mentale qui prolongent tous deux l'accommodation aux objets extérieurs. Quant aux *significations* elles-mêmes, elles sont fournies par l'assimilation, qui prime dans le jeu et s'équilibre avec l'accommodation dans la représentation adaptée » (*idem*).

Ceci nous conduit donc à évoquer successivement, l'évolution de la notion d'indice vers celle de signe (dans *La naissance de l'intelligence chez l'enfant*), et la genèse de l'imitation qui deviendra image mentale (2e partie de *La formation du symbole chez l'enfant*).

3.3.2. De l'indice au signe

Nous avons vu plus haut la définition des schèmes ainsi que les mécanismes de l'assimilation et de l'accommodation : l'assimilation par l'intermédiaire des schèmes donne une signification fonctionnelle aux objets et aux situations. *Celle-ci est liée à la perception immédiate et à l'action, il n'y* a pas de signification mentale au cours du stade sensori-moteur. En cela, Piaget *s'oppose à d'autres auteurs* que nous évoquerons plus loin (Watson, Mounoud). Il défendra sa position dans « L'introduction aux conduites sensori-motrices » (*Psychologie*, La Pléiade 1987) et réfutera l'existence de « traces » laissées par l'expérience ou « d'images souvenirs » notions que Watson utilise pour expliquer la mémorisation au cours du stade sensori-moteur. Pour Piaget, tout cela est contenu dans le schème puisqu'il présente différentes formes d'assimilations reproductrices, récognitives et généralisatrices. La mémoire est dans le schème comme l'est également l'anticipation de l'action.

Chaque schème est lié à des indices qui lui sont incorporés, et l'un des progrès de ce stade est la constitution des indices puis leur évolution vers le signe par un détachement progressif de la *situation présente*.

Dès la naissance, avec l'exercice des réflexes, le nourrisson est déjà capable d'assimilation reproductrice (*sucer pour sucer*), d'assimilation généralisatrice (sucer tout objet en contact avec ses lèvres), il sait de plus *rechercher le mamelon et le reconnaître*. Le mamelon a donc une signification pour lui, très primitive : le signifiant étant une impression sensorielle et le signifié le schème de la succion.

Ensuite, les réflexes sont remplacés par les premières adaptations acquises, l'assimilation récognitive apparaît, elle s'appuie sur des « signaux ». Ces nouveaux signifiants annoncent les tableaux sensoriels et déclenchent certaines réactions qui leur sont liées. Par exemple le bébé mis en position pour être nourri se met à téter.

Le signal commence à devenir indice au cours d'une réaction circulaire : tirer un cordon pour balancer des objets, par exemple. Le bébé montre alors une capacité à prévoir des événements relatifs aux objets, aux choses elles-mêmes. Le cordon est porteur d'une signification relative à la prévision des événements : en ce sens il est « indice » mais encore « signal » car dépendant de l'action du sujet.

L'indice se constitue véritablement un peu plus tard lorsqu'il permet au bébé de prévoir un événement quelconque conçu comme indépendant de *son action et lié à l'activité de l'objet lui-même. Par exemple, lorsque* l'enfant reconnaît le départ de sa mère au fait qu'elle enfile son manteau. La prévision se détache de l'action : l'indice est plus mobile que le signal.

La dernière étape de l'évolution de l'indice correspond au stade de l'invention de moyens nouveaux, il est caractérisé par l'accès à la représentation. Les schèmes se réorganisent et créent des inventions par combinaison mentale : l'activité assimilatrice fonctionne maintenant en utilisant des symboles, en particulier, l'image.

Ainsi, nous voyons que les schèmes confèrent une signification aux objets, au réel. L'image mentale quant à elle fait partie de l'ensemble des signes. Nous retrouvons là la définition de la représentation en tant que différenciation entre la signification et le signe, c'est-à-dire entre le signifiant et le signifié.

Mais comment l'image apparaît-elle à ce stade ? Il faut chercher la réponse du côté de la genèse de l'imitation.

3.3.3. La genèse de l'imitation

Au cours des premiers mois, l'enfant passe d'une imitation sporadique, liée à l'exercice des schèmes réflexes, à une imitation des mouvements qu'il sait faire ; un geste modèle n'est imité que s'il est assimilé à un schème connu, déjà constitué, une totalité sensori-motrice fermée et déjà exercée comme telle.

Ensuite, l'enfant devient capable d'imiter des mouvements non visibles de son propre corps et des modèles nouveaux. Ces nouvelles capacités correspondent aux progrès sur le plan de *l'intelligence, avec la coordination* des schèmes et la constitution des indices. Ceci permet à l'enfant d'assimi*ler les gestes d'autrui à son corps propre* même s'ils sont invisibles (par exemple des mouvements du visage). Ces progrès signifient qu'il y a une différenciation graduelle des éléments du schème. L'assimilation devient plus mobile et se différencie de l'accommodation. L'enfant imite des gestes nouveaux par tâtonnement en coordonnant un plus grand nombre de schèmes et en utilisant les connaissances (liées aux indices) qu'il a de son corps.

La fin du stade sensori-moteur marque les débuts de l'imitation représentative. L'accommodation s'intériorise et la coordination des schèmes s'opère mentalement avant de donner lieu à un ajustement extérieur. *Les imitations* différées apparaissent.

Pour Piaget, cette *imitation qui s'intériorise crée l'image mentale. Pour jus*tifier cette position, il se réfère aux observations des cas d'imitations *d'objet, où l'imitation* est utilisée pour trouver la solution d'un problème : ouvrir la bouche évoque l'ouverture de la boîte d'allumettes par exemple ; l'imitation représentative précède donc l'image. « L'image n'est donc pas le prolongement de la perception comme telle, mais de l'activité perceptive, laquelle est une forme élémentaire d'intelligence dérivant elle-même de l'intelligence sensori-motrice propre aux 18 premiers mois de l'existence » (Piaget, 1945 : 79).

3.3.4. Le jeu

Piaget définit ainsi le rôle du jeu : « A l'autre extrême (par rapport à l'imitation) *et du point de vue surtout des significations, on peut considérer* le jeu comme conduisant aussi de l'action à la représentation dans la mesure où *il évolue de sa forme* initiale d'exercice sensori-moteur à sa forme seconde de jeu symbolique ou jeu d'imagination » (Piaget, 1945 : 6).

Dans le jeu, l'assimilation joue un rôle prépondérant par rapport à l'accommodation. Il y a jeu dès que les conduites sensori-motrices sont répétées par assimilation pure pour le plaisir de les maîtriser.

Le jeu apparaît donc lors des premières répétitions de conduites qui succèdent à l'exercice des réflexes, puis lorsque l'enfant découvre le plaisir d'être cause d'un phénomène, cette notion de plaisir différencie le jeu de l'assimilation intellectuelle. Pour Piaget, toute conduite est jeu à partir du moment où l'effort d'adaptation est dépassé. La mobilité des schèmes permet de varier les combinaisons ludiques.

Le jeu symbolique apparaît au départ quand l'enfant utilise certains schèmes (par exemple reproduit les gestes du coucher) mais sans avoir conscience de la fiction. Puis ces schèmes se décontextualisent et sont porteurs d'une valeur symbolique, il y a alors vraiment fiction et évocation pour le plaisir, le signifiant se différencie du signifié. Le processus aboutit à la fin du stade sensori-moteur, par exemple, lorsqu'un morceau de drap amène l'enfant à « jouer » l'acte de dormir. L'objet choisi, c'est-à-dire le morceau de drap, est le signifiant, le signifié est le schème lui-même : l'acte de dormir. La situation n'est pas perceptible, elle est entièrement évoquée.
Le passage à la représentation s'explique par trois sortes de transformations de l'intelligence sensori-motrice : les schèmes sont mobiles, ils se coordonnent entre eux et ils s'intériorisent grâce à l'imitation qui fournit également les éléments représentatifs du jeu symbolique. Autrement dit, dans tout symbole ludique, le signifiant est fourni par l'imitation et le signifié par l'assimilation déformante.

3.3.5. Autres théories pour un développement individuel de la fonction symbolique : l'innéisme des structures

Nous avons vu que pour Piaget il n'existe pas de représentations au cours du stade sensori-moteur, celles-ci apparaissent à la fin de ce stade en permettant l'évocation d'objets ou d'événement en leur absence.
Or, un certain nombre de chercheurs expliquent certaines conduites précoces (imitations, permanence de l'objet, etc.) par l'existence de représentations dès ce stade.
Bower défend ce point de vue. Pour lui toute perception est un processus de représentation. A l'inverse de Piaget, les représentations existent dès la naissance, elles sont tout d'abord « abstraites » et organisent le réel par des propriétés générales et universelles. Elles deviennent, au cours du développement, de plus en plus « spécifiques », intégrant les propriétés des objets. Elle évoluent donc des symboles abstraits jusqu'aux images à travers les expériences du sujet. La même évolution se retrouvera sur le plan du langage qui passe de l'utilisation de règles et de définitions abstraites à des règles et schématisations spécifiques.
Mounoud s'inscrit lui aussi dans cette perspective. D'après lui, son modèle « se situe dans le cadre de la théorie piagétienne de laquelle il dérive » (Mounoud, 1972 : 262).
Il s'oppose à la position piagétienne sur la problématique de la construction des structures par l'enfant. Pour Mounoud, les structures sont préformées, elles existent dès la naissance. Ces structures dites « formelles » sont utili-

sées par l'enfant pour élaborer des représentations. Le processus d'élaboration de nouvelles représentations est rendu possible par des capacités de codage qui dépendent elles-mêmes d'une régulation génétique et donc, d'une façon non spécifique, des interactions de l'enfant avec son milieu.

D'après l'auteur, reconnaître l'existence de représentations au stade sensori-moteur permet d'éclairer l'analyse des conduites du bébé. Les représentations permettent en particulier d'expliquer les conduites très précoces (imitations, coordinations sensorielles) qui ont été mises en évidence au cours de ces dernières années grâce aux progrès technologiques des moyens d'observation du bébé (vidéo-enregistrement de la succion et traitement des données par l'informatique).

L'importance de la divergence des deux points de vue que nous venons de développer (plus longuement pour Piaget étant donné l'importance de son œuvre) nous semble porter surtout sur l'innéisme des structures que Mounoud *soutient. A partir de cette hypothèse, il est en effet aisé de donner* sens à l'évolution des conduites du bébé. Mais comment la vérifier ?

Pour Piaget, il n'y a pas de représentation au stade sensori-moteur, les premières manifestations de la fonction symbolique apparaissent au dernier sous-stade avec la capacité d'évoquer un objet ou un événement en son absence. Mais le bébé, dès sa naissance organise le réel et lui donne sens. Peu à peu, il devient capable de reconnaître des situations, les propriétés des objets, d'anticiper un événement, etc. Ses capacités s'appuient sur l'exercice des schèmes sensori-moteurs, qui, par assimilation récognitive, reproductrice ou généralisatrice, attribuent des significations au réel. Ces dernières peuvent prendre – on l'a vu – la forme de signaux, d'indices puis de signes. L'exercice de ces schèmes est à rapprocher des représentations partielles de Mounoud qui comme eux organisent l'activité de l'enfant. Comme les schèmes décrits par Piaget, les représentations évoquées par Mounoud se coordonnent, deviennent mobiles pour conduire à des représentations totales, les seules que Piaget accepte en tant que telles.

Ce bref exposé de la théorie piagétienne (bref en regard du volume qu'elle *représente) nous a permis de parcourir la formidable évolution de l'enfant* entre sa naissance et l'âge de 18 mois - 2ans, dans ses différentes dimensions : compréhension du réel, fonctionnement de la pensée, débuts de la fonction symbolique. Pour Piaget, le sujet se construit au fil de ses interactions avec le milieu, celui-ci étant composé des objets et des personnes. A plusieurs reprises, nous avons souligné le rôle spécifique des interactions avec les adultes en particulier dans le processus fondamental de différenciation, les interactions étant considérées au sens large. Or, nous nous intéressons au problème plus spécifique de la mise en place de la communication avant le langage et sur son retentissement sur cette évolution de l'enfant. Piaget a décrit l'existence de ce qu'il a appelé « schèmes verbaux » et qui correspond aux premiers mots, nous verrons que la communication s'appuie sur d'autres schèmes : « les schèmes sociaux » bien avant les schèmes verbaux et qu'ils jouent un rôle important dans le développement de l'enfant.

Si Piaget ne s'est pas interrogé sur le rôle spécifique de la communication, nous allons maintenant nous tourner vers d'autres auteurs qui l'ont placé au centre de la construction de la pensée.

4. Quelle est l'influence de la communication sur le développement cognitif ?

Un certain nombre d'auteurs ont abordé cette question – A.-N. Perret-Clermont, *de W. Doise et de G. Mugny pour en citer quelques uns. Le concept* de « conflit cognitif » suscité par les échanges entre pairs est au centre de leur « conception interactioniste et constructiviste du développement ». Ces chercheurs ont étudié *l'influence des interactions sur les acquisitions* des enfants, ils s'intéressent à des enfants d'âge scolaire et leur perspective est, à ce titre, différente de la nôtre.

Lécuyer (1994) décrit les recherches qui se centrent sur les caractéristiques des stimulations et plus largement de l'environnement physique et social qui est proposé au bébé. Si leur description est possible, leur influence sur le développement est plus difficile à mesurer. Par exemple, l'échelle Home est utilisée pour évaluer le milieu dans lequel vit l'enfant, et au-delà, à des fins diagnostiques et pronostiques grâce aux corrélations qui existent entre ses données et les résultats obtenus à des tests de Q.I. Ceci prouverait donc l'influence de l'environnement physique et social (les deux étant difficilement séparables à cet âge) sur le développement intellectuel. D'autres recherches citées par le même auteur (Riksen-Isken-Walraven 1978) apportent des données qui « vont dans le sens d'effets spécifiques de certains *comportements parentaux* sur des aspects circonscrits de l'activité cognitive du bébé » (Lécuyer 1994 : 58).

La communication telle que nous l'avons définie plus haut serait un aspect spécifique de ces « comportement parentaux » :

Une autre approche est celle qui aborde la genèse de la représentation dans l'interaction adulte - enfant. Nous venons d'évoquer la théorie de Piaget qui l'envisage dans une perspective individuelle ; nous allons maintenant exposer les travaux qui se situent dans une perspective interactionniste. Ceux-ci sont très orientés vers le langage et son acquisition.

4.1. Vigotsky

Cet auteur, contemporain du jeune Piaget, n'a été découvert par le monde occidental que récemment. En effet, il s'agit d'un auteur russe dont les travaux longtemps censurés dans son pays parviennent peu à peu en Europe. Outre l'intérêt spécifique de sa théorisation, la confrontation avec son approche renouvelle la pensée des psychologues (cf. le numéro spécial de la revue *Enfance* 1989).

Pour Vigotsky, les facteurs sociaux jouent un rôle prépondérant dans le développement de l'enfant. Toutes les capacités qu'il déploie pour découvrir son environnement sont d'abord médiatisées par l'adulte. En d'autres termes, Vigotsky définit ainsi une loi générale du développement : « Toute fonction dans le développement de l'enfant apparaît deux fois ou sur deux plans. D'abord elle apparaît au plan social et ensuite au plan psychologique. D'abord elle se manifeste entre les personnes comme une catégorie inter-psychologique et puis en l'enfant comme une catégorie intra-psychologique » (Vigotsky, 1981 : 165, cité par Bernicot, 1993).

Il en sera donc ainsi pour le langage. Celui-ci est acquis par l'enfant au cours de ses interactions avec les adultes. La première fonction du langage est la communication. Plus tard, le langage communicatif (utilisé par Vigotsky de préférence à « langage social ») devient, dans certaines situations, « langage égocentrique ». Il apparaît par exemple quand l'enfant est placé devant un problème à résoudre. Un des travaux de Vigotsky a consisté à observer des enfants en situation de résolution de problèmes. La proportion de langage égocentrique augmente alors. L'enfant transfère des comportements sociaux à des activités individuelles.

Ensuite ce langage égocentrique se transforme en langage intérieur, base de la pensée de l'enfant. Il constitue donc une transition au cours de l'intériorisation progressive du langage.

Le langage intériorisé devient donc un instrument de pensée qui permet aussi bien les contacts avec le monde extérieur que les échanges avec soi-même. Vigotsky s'oppose donc catégoriquement à la position de Piaget. En effet, pour ce dernier, le développement du langage et de la pensée est inverse. Dans *Le langage et la pensée chez l'enfant*, il montre que le stade du monologue individuel, ou encore du langage égocentrique précède le stade où l'enfant accède à la socialisation et peut partager le point de vue d'autrui.

Le désaccord entre les auteurs porte en partie sur le terme de « socialisation ». Pour Piaget, il s'agit d'une étape où l'enfant, sorti de son égocentrisme initial, peut partager le point de vue d'autrui. Pour Vigotsky, ce même terme est entendu au sens large des interactions avec l'adulte, interactions auxquelles Piaget ne s'est pas vraiment intéressé.

Mais la divergence entre les deux auteurs est plus profonde. Pour Piaget, la pensée est construite par l'enfant au cours de ses activités sur le réel, le langage en est une de ses manifestations. Pour Vigotsky, s'il existe une intelligence avant le langage, la pensée verbale résulte de l'intériorisation du langage transmis par l'adulte.

Nous essaierons de prendre position entre ces deux théories, à partir de l'observation de la mise en place de la communication avant le langage. En effet, tout ne commence pas avec les premiers mots, l'enfant communique non seulement avec le geste de désignation (que Vigotsky a étudié), mais également à l'aide de multiples schèmes qui se créent lors des échanges. L'analyse de leur construction permettra peut-être d'apporter un autre point de vue dans ce débat.

4.2. Bruner

Cet auteur se dit lui-même très influencé par les travaux de Vigotsky. Comme lui, il donne beaucoup d'importance aux échanges avec l'environnement. Ainsi, le développement de l'enfant s'appuierait sur l'intériorisation de techniques de différents niveaux qui sont transmises culturellement par les adultes. Ceux-ci enseignent donc aux enfants, le plus souvent d'une façon inconsciente, des techniques de représentation de l'environnement, même antérieurement au langage.

Cette représentation est de différents niveaux :

- La représentation « active » :

  C'est un codage moteur de la réalité. Les éléments de notre environnement sont représentés de façon active, dans nos muscles. Elle existe dès la petite enfance et est caractéristique du stade sensori-moteur. Bruner cite l'observation de Piaget où un bébé agite un hochet, le hochet tombe, le bébé continue son geste « à vide » puis regarde sa main en cherchant son jouet ; puis il recommence la même séquence ; par son geste *il représente l'événement passé : le jeu avec le hochet*.
- La représentation imagée ou « iconique » :

  C'est l'apparition dans l'organisation des perceptions, de l'image mentale. L'enfant possède une image de son hochet, s'il tombe il pleure, l'absence est ressentie comme un manque, les objets acquièrent une autonomie que nous pouvons rapprocher de la notion de permanence de l'objet de Piaget. Ce type de représentation subsiste au sein de la représentation symbolique car cette technique de codage par l'image peut-être plus efficace dans certaines situations pour élaborer l'information, elle débouche alors sur les schémas, dessins ou graphiques. Mais Bruner retrouve également des manifestations de ce type de représentation dans les métaphores poétiques.
- La représentation symbolique :

  C'est une élaboration de l'expérience par des moyens de désignation qui ont deux caractéristiques : l'éloignement et l'arbitraire.

- L'éloignement :

  Le symbole permet de désigner ce qui est absent alors que le niveau précédent était davantage celui du geste de désignation en présence de l'événement.
- L'arbitrarité :

  Il n'y a pas de ressemblance entre lui et l'objet désigné. Il y a donc une différence importante de signification que nous retrouverons entre tous les auteurs anglo-saxons et francophones ; pour ces derniers et en particulier Piaget, le symbole est une partie de l'objet qui sert à le représenter alors que le signe est conventionnel et arbitraire (le langage par exemple).

  Pour les anglo-saxons, la définition du symbole correspond à celle du signe (voir Bates ci-dessous).

  Les deux caractéristiques de décontextualisation et d'arbitrarité font de la représentation symbolique et en particulier du langage, non seulement un moyen de représenter la réalité absente mais aussi de la manipuler, de la transformer « de dire l'irréalité ». Ainsi le langage est un instrument très puissant d'organisation de la pensée.

  La grande différence entre la théorie de la représentation de Bruner et celle de Piaget, outre la différence de sens des concepts « signe » et « symbole », est l'existence ou non de représentation au stade sensori-moteur. Pour Piaget il n'y en a pas, alors que pour Bruner il existe la représentation « énactive » confondue avec les actions du sujet. En fait, la description que cet auteur en donne correspond à celle des schèmes de la théorie piagétienne.

  Comment s'effectue, pour Bruner, le passage de l'un de ces niveaux de représentation à l'autre ? Pour lui, c'est le milieu qui donne à l'individu les moyens techniques d'élaborer ses expériences c'est-à-dire de les représenter. L'enfant apparaît dans cette théorie comme un « récepteur » des techniques de codage, des « amplificateurs intellectuels » tel que le langage mais aussi les mythes, les systèmes philosophiques, les théories, etc. Selon le milieu culturel où l'enfant naît, son développement cognitif sera plus ou moins évolué. Bruner se prête alors à une analyse différentielle de deux groupes qui se distinguent par leur niveau culturel différent et montre qu'il y a une différence croissante des capacités intellectuelles avec l'âge. Il explique ce phénomène par les déficits linguistiques qui constituent les déficits principaux du groupe le plus défavorisé. Le langage expliquerait donc cette « inégalité cognitive ». Mais le langage est-il le seul facteur à incriminer ?

- La théorie des actes de langage : le langage en tant que principal amplificateur des capacités intellectuelles de l'homme a été pour Bruner un objet privilégié de recherche.

  Instrument de la représentation, il s'acquiert à travers les interactions avec l'adulte et c'est là, au fil de la genèse du langage que ses deux fonctions, la représentation et la communication, se rejoignent. Avec Bruner nous allons suivre les différentes étapes du développement à partir de l'analyse de la maîtrise de la référence ou comment l'enfant en arrive à concevoir qu'un mot ou un geste « représente » un élément de l'environnement.

Bruner décrit trois aspects distincts de la référence : la désignation, le déixis et la dénomination.

- *La désignation* « renvoie à des procédés gestuels, posturaux et à des idiosyncrasies vocales visant à attirer l'attention d'un partenaire sur un objet, une action ou un état » (Bruner, 1983 : 178). Elle apparaît très précocement (dès 4 mois et surtout à 9 mois) au cours des interactions avec la mère. L'enfant partage d'abord la direction du regard de la mère et inversement la mère suit le regard de l'enfant pour situer ce qu'il observe. A travers ce que Bruner nomme des routines de découverte, l'enfant acquiert un cadre de référence qui lui permet de traiter l'espace et de transcender l'égocentrisme. Ce serait un précurseur de la décentration (en référence à Piaget). Ces épisodes de partage d'une action commune (regarder mais aussi creuser, secouer, déplacer, etc.) accompagnés d'un marquage effectué par l'adulte (par exemple amplification du geste ou vocalisations) favorisent la constitution des catégories naturelles.

  Cette conduite de désignation évolue dans le temps par diverses transformations : décontextualisation, conventionalisation et accroissement de l'économie. Le geste se dégage de l'activité spécifique : la conventionalisation s'opère par une « double vérification visuelle » entre les deux partenaires pour s'assurer qu'ils sont en accord sur un référent commun. Au terme de cette évolution apparaît la dénomination.

- La déixis[1] : Bruner la définit comme l'utilisation des caractéristiques spatiales, temporelles et interpersonnelles de la situation comme outils de la coréférence. Il existerait avant la déixis linguistique, une déixis « comportementale », s'exprimant par un marquage phonologique de certains éléments d'une situation : vocalisations aiguës au cours des manipulations d'objets et plus graves lors des interactions avec la mère, vocalisations différentes lorsque l'enfant veut atteindre un objet proche ou plus lointain, etc. Bruner pose le problème de l'intentionalité de telles distinctions dans l'expression vocale. Quoi qu'il en soit la mère répond par un acte particulier qui joue un rôle dans le processus de conventionalisation. Ce marquage phonologique serait le moyen de passage de la déixis extralinguistique ou comportementale à la déixis intralinguistique.

- La dénomination : il s'agit de développement d'items lexicaux standards qui désignent des événements extralinguistiques de l'univers commun à l'enfant et à la personne qui s'en occupe. L'idée du mot ou de « l'étiquette » en tant qu'instrument de référence se met en place bien avant qu'il y ait langage[2].

Grâce à ces trois processus décrits brièvement et qui se développent dès les premiers mois, l'enfant acquiert la capacité de représenter la réalité par le langage grâce aux interactions avec l'entourage. Dans sa théorie, Bruner ne sépare jamais la genèse de la communication et la genèse de la représentation. Cette dernière, dans l'évolution évoquée ci-dessus est synonyme de « langage ».

De ces travaux, nous retiendrons la genèse de la communication, de la désignation à la dénomination, genèse qui s'appuie sur les processus de conventionalisation et de décontextualisation. Nous les replacerons dans le cadre des échanges quotidiens entre l'adulte et l'enfant, relativement aux différentes situations qu'ils partagent.

4.3. Werner et Kaplan ou la formation du symbole

Pour ces auteurs également, les échanges avec l'adulte jouent un rôle primordial dans la constitution de la fonction symbolique. Deux concepts - clé sous-tendent leur théorie :

- Le concept « d'expressivité » : tout élément de la réalité posséderait un facteur « expressivité » : expressivité des objets, de l'activité spontanée, des situations, etc. ; elle serait d'abord très globale, liée à l'affectivité. Alors que pour Piaget (voir ci-dessous), c'est l'action qui donne sa signification à l'objet, pour Werner et Kaplan elle émanerait de l'objet. Le geste de l'enfant qui manipule un objet est expressif : il signifie l'expressivité de l'objet telle qu'elle est perçue par celui-ci. Geste et objet sont au départ très liés : il y a une union indissoluble entre signifiant et signifié. Ils vont se différencier quand l'enfant cherchera à « signifier » à autrui. Ce dernier construira alors de nouvelles formes ; l'acte devient signifiant : le processus qui va fonder la référence est donc le processus d'indication ou désignation.
- Le concept de désignation : concept plutôt que « geste de désignation » car il est envisagé dans une perspective plus large que celle de l'emploi du geste de l'index. C'est par un acte social de partage avec autrui des

« *objets de contemplation* » que naît le symbole. Le geste de désignation ou « *pointing* » est la forme que prennent les échanges.

Les auteurs décrivent cette genèse en plusieurs étapes :

- Formation des objets de contemplation : l'enfant va passer de la manipulation des objets à leur « contemplation » ; ils existent alors en dehors de l'action. Ce progrès sera marqué par le fait que l'enfant passe plus de temps à regarder les objets qu'à les manipuler.
- *La désignation gestuelle et vocale* : l'enfant cherche à partager l'existence de l'objet perçu visuellement (l'objet « contemplé ») avec autrui. Le geste est déictique : il n'a un sens que dans une relation à deux. L'interaction sociale est donc au centre de cette théorie. Les différentes étapes sont les suivantes : se tourner vers (réflexe) — se tourner vers pour empoigner (activité cognitive) — se tourner vers pour toucher — « *pointing* ». Le « *pointing* » est le premier moyen moteur pour exprimer une référence. Le geste est associé fréquemment à des vocalisations spécifiques. Ainsi naîtra parallèlement la référence vocale dénotative.
- La « description gestuelle motrice » : d'autres formes d'action ou gestes seront utilisées par l'enfant pour représenter l'objet : l'enfant imite par son geste la taille ou la forme des objets. Les formes d'actions sensori-motrices se stylisent – ce que l'on peut rapprocher de la ritualisation des schèmes pour Piaget.

Le geste évocateur peut se décontextualiser mais il ne sera jamais aussi autonome par rapport à la réalité que le langage. L'accès au langage se fera à travers les vocalisations qui l'accompagnent.

Comme Bruner nous retrouvons le processus de désignation, en tant que moteur de l'accès à la fonction symbolique. C'est en voulant désigner à autrui que l'enfant entre dans le symbolique.

4.4. Bates ou la symbolisation

Nous avons déjà évoqué les travaux de cet auteur ; elle y analysait les prérequis cognitifs au langage. Nous allons maintenant présenter sa conception de la représentation et de la symbolisation au cours du stade sensori-moteur. Comme de nombreux auteurs, elle se réfère à la théorie de Piaget. Elle est en accord avec lui pour définir la représentation par l'évocation d'action ou d'objet en l'absence de leur support perceptif. En revanche, elle différencie deux termes qui sont plus ou moins interchangeables chez Piaget : ce sont « représentation » et « symbolisation ». Elle définit donc la symbolisation par le « processus de sélection, le choix d'un aspect d'une totalité complexe (comme le sommet de l'iceberg) qui peut être substitué à la connaissance globale pour effectuer des opérations cognitives de plus haut niveau » (Bates, 1979).

Il est plus facile de manipuler mentalement des symboles que des totalités. La symbolisation présente donc un aspect plus flexible, plus dynamique et faciliterait les opérations mentales, alors que la représentation est statique. Bates se demande si cette différence n'est pas définie implicitement par Piaget quand il sépare les aspects figuratifs des aspects opératifs du développement. Comment le symbole émerge-t-il selon cet auteur ? La première « communauté » où il apparaît, est la dyade mère - enfant. La symbolisation naît et se développe dans l'interaction et dépend d'autres capacités cognitives : l'imitation, l'utilisation de l'outil, la permanence de l'objet. Elle apparaît au cours du stade sensori-moteur et passe de la symbolisation « présentée » à la symbolisation « représentée », c'est-à-dire en l'absence de l'objet ou de la situation. C'est seulement alors que l'on peut parler de « représentation » (à la fin du stade sensori-moteur). Bates est donc en accord avec Piaget sur l'absence de représentation au cours du stade sensori-moteur.

Puis au cours de l'évolution de ces capacités à communiquer, l'enfant atteint vers 13 mois un stade où il découvre que les choses ont un nom. Dans la terminologie de Bates : il a objectivé le rapport véhicule - référent, réalisé qu'un véhicule (le symbole) peut-être substitué à son référent dans certaines situations. Le mot accompagne d'abord l'action puis par un processus de décontextualisation, s'en détache. La capacité de dénommer les objets s'observe au cours des interactions mais aussi dans les jeux solitaires où l'enfant utilise les objets dans leur fonction. La dénomination a en même temps une fonction cognitive et sociale.

Cette dernière théorie, comme les précédentes, place donc les processus de communication au centre de la genèse de la représentation, même si le rôle qui leur est attribué est moins primordial que pour Vigotsky ou Werner et Kaplan. Ainsi Bates situe la communication par rapport aux autres facteurs du développement cognitif. De plus, elle s'appuie sur des données très concrètes, de nombreuses observations traitées quantitativement et qualitativement. Cette recherche ancrée dans la réalité se différencie d'approches plus philosophiques comme celles de Werner et Kaplan.

5. Quel est le rôle de l'adulte ?

Le terme « interaction » a beaucoup été employé dans les pages précédentes. Après avoir assez longuement étudié les conduites de l'enfant et leur évolution au cours de son développement, la question qui peut-être posée maintenant est celle du rôle spécifique des adultes dans ces échanges.

Ce sont les recherches portant sur les interactions précoces qui se sont davantage intéressées à cet aspect des échanges, dans les tout premiers mois après la naissance. Lécuyer (1994) emploie le terme de « parentage intuitif » et en décrit certaines caractéristiques, tel le L.A.E. « langage adressé à l'enfant » ou le concept « d'ajustement » des conduites de l'adulte à celles de l'enfant.

Lorsque l'enfant grandit, ce rôle est un peu oublié : les travaux de Bates et de Harding et Golinkoff par exemple ne l'évoquent pas du tout. Pourtant, pour que la communication s'organise en un système social, conventionnel et bien sûr intentionnel, ne faut-il pas que les adultes qui interagissent avec l'enfant adoptent une certaine attitude qu'elle soit consciente ou non ? Les *travaux de Papousek (1984) envisagent les interactions du côté des* adultes en général et des parents en particulier, en terme de compétences parentales. Avec l'approche de Bruner, nous élargirons cette notion à l'ensemble des échanges adulte - enfant quelque soit l'âge de ce dernier. Pour terminer, nous évoquerons les relations mère - enfant analysées du point de vue du langage.

5.1. Les compétences parentales

Face aux compétences précoces du bébé, Papousek et Papousek (1984) décrivent l'existence de compétences parentales qui seraient universelles et innées. Comme dans de nombreux travaux sur les bébés, ils ont utilisé la vidéo pour une microanalyse des échanges.

La reconnaissance de l'état comportemental du bébé : les auteurs montrent que les adultes s'appuient sur différents indices du comportement de l'enfant pour percevoir les changements d'état du bébé. Par exemple, ils testent la résistance musculaire en essayant doucement d'ouvrir la bouche ou de desserrer le poing du bébé. Ces conduites sont totalement inconscientes et surtout apparaissent même chez des adultes qui ne s'occupent pas habituellement d'enfants (jeunes adultes par exemple). Les auteurs en déduisent alors qu'elles sont innées.

Au cours d'une autre expérience, des dessins de la main d'un bébé correspondant à quatre états différents : colère, passivité, sommeil, interaction, sont proposés à des adultes et des enfants. Il leur faut ensuite proposer une conduite appropriée à ce qu'ils perçoivent de l'état du bébé : donner un jouet, un biberon, le coucher, etc. La plupart des personnes interrogées donnent une réponse adéquate, en ne s'appuyant donc que sur le dessin de la main. Les parents adaptent leurs conduites selon l'appréciation qu'ils donnent de l'état de l'enfant. Par exemple au cours des périodes d'éveil actif, *ils produisent des stimulations pour donner des informations, médiatisent* l'expérience de l'environnement ou créent des situations d'apprentissage et de jeux. Ces conduites sont particulièrement importantes pour le développement cognitif du bébé.

L'imitation est un autre comportement particulièrement frappant de la part de l'adulte qui interagit avec un bébé. Imitation des mimiques du visage, mais aussi des sons et des vocalisations, l'adulte, et pas seulement la mère, reproduit les actions du bébé. Certaines personnes et en particulier les jeunes adultes semblent avoir plus de facilité que d'autres (toujours inconsciemment) à se laisser prendre au jeu. Ceci expliquerait le plus grand succès, le meilleur « contact » qu'elles ont avec les bébés.

Quel rôle joue cette imitation ? Pour les auteurs, il est double : d'une part l'imitation répétée de la mère en réponse au geste du bébé permet à ce dernier d'établir une relation de contingence entre son comportement et l'effet qu'il produit sur le partenaire, d'où un facteur de développement cognitif. D'autre part, les adultes offrent ainsi au bébé un véritable miroir biologique dans lequel il associe peu à peu les informations intéroceptives produites par ses propres mouvements, à leur expression « extériorisée ».

Papousek et Papousek décrivent ces différentes conduites au cours des premiers mois. On peut se demander dans quelle mesure et sous quelle forme elles se prolongent au cours des années suivantes. C'est ce que nous allons essayer de découvrir à partir des recherches de Bruner qui s'intéresse à une période du développement plus large.

5.2. Le rôle de l'adulte dans les interactions d'après Bruner

Bruner est l'un des auteurs qui a accordé le plus d'importance aux échanges entre l'enfant et l'adulte au cours du développement. Il nous apporte un point de vue particulièrement intéressant sur le rôle que jouent les adultes tout au long du développement cognitif du bébé.

Il replace d'abord la problématique du développement par rapport à celle de l'immaturité, en comparant les différentes formes qu'elle prend à travers les espèces animales et les humains (sociétés primitives ou développées). Chez les espèces supérieures, s'il y a empressement à s'instruire de la part des jeunes, il n'y a pas vraiment d'enseignement de la part des adultes, les jeunes apprennent en observant leurs aînés. Dans l'espèce humaine, le langage permet de préparer le jeune enfant à une culture.

Le langage s'acquiert au cours de situations de communication. Bruner décrit les « formats » – séquences d'interaction qui se déroulent entre la mère et l'enfant d'une façon répétitive en se ritualisant et se conventionalisant. Ils peuvent être d'ordre ludique ou apparaître au cours des routines de soin quotidiennes. Pour J. Ryan, que cite Bruner (1983), ces échanges habituels fournissent à l'adulte un cadre d'interprétation des intentions communicatives de l'enfant qu'en retour ils organisent et socialisent.

Le rôle de l'interprétation est également une notion très importante que nous rencontrerons tout au long de notre recherche. Bruner (1971 : 171) écrit par exemple : « *généralement (et de façon inconsciente) les adultes* prêtent une intention communicative au babil des bébés et jeunes enfants ». Toujours d'après Ryan la mère choisirait et interpréterait de façon active les productions de l'enfant. Pour ce faire, elle s'appuie sur trois groupes d'indices :

- les aspects de l'énoncé et en particulier les contours d'intonation (reconnaissance des pleurs, cris ou rires),
- les accompagnants de l'énoncé, montrer du doigt, jouer avec un objet...,
- les circonstances de l'énoncé.

L'étayage est une autre caractéristique de l'attitude de l'adulte par rapport à l'enfant. Bruner s'inspire de la théorie de Vigotsky, avec la notion de Zone Proximale de Développement . *Elle se définit par « la distance entre* le niveau de développement actuel tel qu'on peut le déterminer à travers la façon dont l'enfant résout des problèmes seul, et le niveau de développement potentiel tel qu'on peut le déterminer à travers la façon dont l'enfant traite des problèmes avec l'adulte ou collabore avec des enfants plus avancés » (Vigotsky, 1978, cité par Bruner, 1983 : 287). Le langage sert d'outil dans ces processus d'apprentissage. Ceci permet à l'enfant de prendre du recul par rapport à son activité, d'en prendre « conscience ».

Bruner décrit donc l'apport de l'adulte dans ces situations - problèmes comme un étayage qui se manifeste de plusieurs façons :

- l'adulte fait en sorte que l'enfant ait l'occasion d'établir des relations *entre signes et événements*,
- il fournit des moyens pour la représentation et l'exécution des relations moyens - buts,
- il limite les difficultés de la tâche en visant la réussite de l'enfant.

Le rôle que joue le langage dans ce processus d'étayage est important. Au cours de ces formats, l'enfant s'approprie les différentes fonctions du langage et les réutilisera seul pour résoudre une tâche : c'est le langage égocentrique (Vigotsky : 27-28), dont l'intériorisation permettra l'émergence de la pensée verbale. Les processus d'interaction sont donc essentiels dans le développement cognitif pour Bruner et il montre que les adultes jouent un rôle spécifique : ils possèdent des compétences pour favoriser les apprentissages du jeune enfant.

Comparons les compétences décrites par Papousek et Papousek chez les adultes s'adressant à des bébés et celles décrites par Bruner avec des enfants plus âgés. La reconnaissance des états du bébé peut être rapprochée de l'interprétation des intentions communicatives de l'enfant. Les états comportementaux du bébé correspondent à l'expression de besoins vitaux : sommeil, faim, activité. Dans les premières semaines de vie, ce sera le seul moyen que l'adulte possède pour évaluer les besoins de l'enfant. Peu à peu, le bébé grandissant sera capable, d'une façon intentionnelle, d'exprimer autrement ses désirs. Cette étape est longue et c'est là qu'intervient la compétence interprétative de l'adulte qui précède la réelle capacité de l'enfant à communiquer.

Il y a donc une évolution de la compétence de l'adulte tout à fait liée à la *compétence communicative de l'enfant.*

L'imitation se poursuit-elle au delà des premiers mois ? Bruner ne l'a pas observée. L'imitation des mimiques du bébé observée par Papousek et Papousek n'apparaît pas chez les parents interagissant avec les enfants plus âgés qu'a étudiés Bruner. Au cours des premiers mois les interactions sont strictement interpersonnelles, fondées sur des échanges vocaux, des pseudo-dialogues, contacts par le regard.., tels que les décrivent les travaux sur les interactions précoces. C'est dans ce type d'échanges que se manifestent les imitations de l'adulte. L'enfant grandissant, l'objet est introduit, la relation s'établit alors à son propos. Les conduites d'étayage décrites par Bruner se développent alors, lorsque l'enfant est confronté au monde extérieur, à la résistance du réel. L'adulte s'adapte donc aux compétences de l'enfant en le plaçant dans des situations adaptées qui vont favoriser son développement cognitif.

5.3. Le point de vue du langage

Pomerleau et Malcuit (1983) ont adopté l'expression « Langage Adressé à l'Enfant » pour décrire la langue particulière utilisée par les parents quand ils s'adressent à leur bébé : énoncés brefs et simples, lexique limité, répétitions fréquentes, intonations modulées, prononciations exagérées, etc. Le

L.A.E. serait quasiment universel et on l'observerait même chez de jeunes enfants. Il évolue en fonction de l'âge de l'enfant (voir Lécuyer 1994), et s'adapte donc à son niveau de développement.

D. Josse et M. Robin (1983), quant à elles, ont procédé à une analyse longitudinale de l'évolution du contenu du langage que la mère adresse à son enfant au cours d'une situation de soin, à la crèche ou à domicile.

Elles observent que le langage passe d'une sorte de monologue intérieur dit à haute voix au cours des premiers mois, à un dialogue imaginaire vers 5 mois, alors que la mère commence à percevoir certaines manifestations d'intentionalité, pour déboucher finalement sur le partage d'un code d'échanges ritualisés. Dans ces situations de soins, elle doit s'adapter peu à peu, également, à l'évolution des capacités motrices : l'enfant parfois résiste, se débat, la mère ajuste alors son attitude en sollicitant sa participation.

Les auteurs notent que ces manifestations de l'autonomie motrice jouent un rôle organisateur pour la mère. En fait, celle-ci anticipe toujours un peu par rapport aux possibilités de l'enfant.

Les échanges évoluent donc dans un mouvement constant du système, où les progrès de l'enfant organisent de nouvelles conduites chez la mère, qui anticipe alors sur ses capacités.

Ainsi se vérifie leur hypothèse : « le bébé lui-même, par ses transformations successives, par ses nouvelles compétences, joue un rôle actif et contraint la mère à s'ajuster continuellement à cette image mouvante qu'il lui offre » (Josse et Robin, 1983 : 131).

Toutes ces recherches mettent donc en évidence la capacité d'ajustement de l'adulte à l'enfant mais aussi l'interdépendance des compétences du bébé et des conduites de maternage au cours de la première année de la vie. Ce processus entre tout à fait dans le modèle proposé par J. Cosnier : l'épigenèse interactionnelle que nous allons décrire maintenant.

5.4. L'épigénèse interactionnelle de J. Cosnier

J. Cosnier reprend une théorie utilisée par les biologistes pour expliquer les processus du développement somatique : l'épigenèse qui pourra modéliser l'ontogenèse du comportement de communication. Cette modélisation nous permettra de conclure cette approche théorique sur une perspective beaucoup plus générale, unifiant l'ensemble des recherches évoquées plus haut.

5.4.1. L'embryogenèse

L'embryogenèse illustre ce modèle : toutes les cellules humaines sont issues de divisions successives de l'œuf, et c'est par ce que l'on appelle la différenciation cellulaire qu'elles acquièrent des structures et des fonctions différentes. Des expériences menées sur les embryons de tritons montrent que l'on peut modifier par des greffes la nature du tissu qui va être créé au cours du développement. Les cellules destinées à être un tissu cutané peuvent donner un système nerveux sous l'influence de la greffe et seulement pendant une certaine période appelée « période sensible ». Les cellules avaient donc la compétence de devenir tissu nerveux mais cela ne pouvait se manifester que sous l'influence d'un organisateur (le greffon). Ce processus est appelé « induction ».

L'épigenèse est l'ensemble des processus d'inductions successives et réciproques par lequel l'organisme va se construire dans sa complexité. A chaque étape, les tissus qui ont une certaine compétence vont évoluer selon les inductions des tissus voisins dont ils deviendront également souvent en retour, les inducteurs.

5.4.2. L'épigenèse interactionnelle

J. Cosnier (1981) utilise ce modèle pour éclairer le développement de la communication. Le concept d'organisateur a déjà été utilisé par Spitz : le sourire, l'angoisse de l'étranger, le « non ».

Les organisateurs comportementaux sont en grande partie environnementaux. L'induction se fait par la médiation de systèmes relationnels et elle est en principe le fait de la mère. L'épigenèse est donc « interactionnelle ». Cette induction, va révéler chez l'enfant de nouvelles performances qui en retour vont modifier les réactions comportementales de la mère, sa compétence et donc ses inductions successives. La dyade mère - enfant ou adulte - enfant est donc à considérer comme un système qui se développe grâce aux inductions réciproques entre ses éléments.

Si le langage parlé est un organisateur fondamental, il ne faut pas négliger les systèmes non-verbaux, surtout dans les phases précoces du développement, et Cosnier (1987) fait référence aux travaux de Bruner, Stern, Papousek, et autres que nous évoquons fréquemment.

Ce rapprochement entre le comportement de communication et le développement somatique est intéressant dans la mesure où il permet de modéliser et de rendre une unité à tous ces travaux.

Bruner, Papousek et Papousek décrivent les capacités d'adaptation de l'adulte aux compétences de l'enfant. Celui-ci est d'abord capable de reconnaître les différents états comportementaux du bébé et répond aux besoins ainsi exprimés, puis avec les progrès de l'enfant, l'adulte interprète ses intentions communicatives. Son comportement dans l'interaction s'ajuste donc à l'évolution du bébé. Il lui permet de progresser en lui offrant un cadre qui favorise son développement : imitation, interprétation, étayage vont l'aider à établir des liens de causalité, et accompagner son activité sur le réel. En retour, lorsque le système fonctionne bien, ces progrès de l'enfant incitent l'adulte à « interpréter davantage », à le placer dans des situations de plus en plus complexes, favorisant ainsi son développement cognitif. Ce processus lui permet également d'entrer dans une communication de plus en plus socialisée.

La recherche de Josse et Robin (1983) qui s'appuie sur le contenu du langage, illustre tout à fait cette spirale interactionnelle où la mère anticipe sur les compétences actuelles de son bébé et lui propose un niveau d'activité toujours un peu plus élaboré.

Nous pouvons schématiser ce modèle sous la forme suivante :

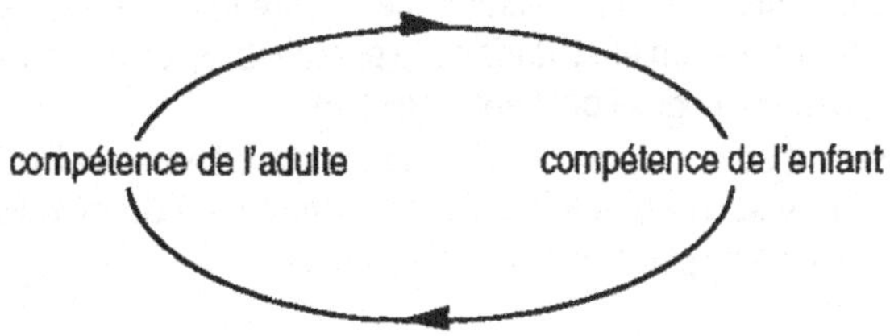

J. Cosnier évoque essentiellement les compétences maternelles, or, aussi bien Bruner que Papousek et Papousek montrent que les capacités décrites ne sont pas l'exclusivité des mères même si, par leur expérience de la grossesse, par leurs motivations et par la réalité quotidienne, elles jouent un rôle bien spécifique. Spécifique mais non exclusif, et il est heureux pour tous les bébés vivant partiellement auprès d'autres personnes (assistantes maternelles, puéricultrices ou grands-parents) que ces dernières développent elles aussi de telles capacités d'adaptation au bébé.

5.5. Conclusion

Depuis le nouveau-né « dialoguant » avec sa mère jusqu'à l'enfant de 2 ans à la recherche de la balle égarée en passant par le bébé d'un an désignant l'objet intéressant, cette courte période de la vie offre aux parents émerveillés une progression rapide et riche d'événements : premiers regards, premiers sourires, premiers pas, premiers mots. Cet attrait explique aussi sans doute la multiplicité des recherches. L'exposé que nous avons essayé d'en faire n'est pas exhaustif. Nous avons choisi d'une part ce qui nous a semblé être les travaux les plus représentatifs des différents courants théoriques et d'autre part ceux qui étaieront l'analyse de nos données.

A l'issue de cette partie consacrée à la théorie, nous retiendrons l'intérêt d'une approche systémique du développement cognitif, prenant en compte les conduites de l'enfant et celles de l'adulte. Les travaux sur les interactions précoces ainsi que ceux de Bruner mettant en évidence l'adaptation réciproque des deux éléments du système adulte - enfant, montrent la richesse d'une telle perspective. L'analyse de nos observations sera donc orientée dans ce sens.

Cette approche centrée sur les processus d'interaction permet également de rendre une unité au sujet bien morcelé entre les diverses recherches évoquées ci-dessus. En effet, dans cette perspective, les différents aspects du développement cognitif peuvent s'articuler.

Ainsi, à partir d'observations tirées de la vie quotidienne de l'enfant, nous essayerons de suivre pas à pas l'interdépendance du développement cognitif et la mise en place de la communication.

Notes

1. Pour Benveniste (1966), la perception des rôles respectifs dans le discours est un préalable essentiel à la déixis des personnes,lieux et temps et au développement des jeux que l'enfant partage avec l'adulte ; ex. « coucou, trouvé », et les jeux d'échanges d'objet souvent marqués par des vocalisations spécifiques.
2. Nelson (1973) montre qu'un des styles d'acquisition du langage est référentiel et repose sur des exercices d'étiquetage qui sont au centre de certaines interactions mère - enfant : « Où est ton nez ? » « Montre-moi tes yeux », etc.

Deuxième partie

De l'observation des situations de communication à l'analyse des processus cognitifs

6. Les situations d'interaction avec les personnes

6.1. Corpus et méthode

Ce travail est basé sur l'observation de faits réels, tirés de la vie quotidienne du jeune enfant et des adultes qui l'entourent. Nos recherches antérieures ont mis en évidence la richesse d'une telle approche, et nous avons souhaité la conserver. D'où une méthodologie fort différente des expérimentations évoquées plus haut. Aurions-nous relevé l'observation citée en exergue si notre recherche s'était appuyée sur l'enregistrement de séquences au camescope ? Le présent travail confirme que les événements les plus intéressants se déroulent dans des circonstances imprévisibles et ne peuvent être filmés dans des conditions standardisées. Par ailleurs, des recherches telles que celles de Bates montrent que pour interpréter certains résultats quantitatifs, des informations qualitatives fournies par les mères sont nécessaires.

On est donc parti d'une observation longitudinale de la vie quotidienne de l'enfant par sa propre mère. Huit enfants ont été ainsi suivis. Pauline, Jean et Etienne ont été observés par nous-même, très régulièrement. Nicolas, Laurine, Mathilde, David et François l'ont été par leurs mères. Tous appartiennent au même milieu socioculturel, les parents ayant pour la plupart suivi des études supérieures. Les mères ne travaillaient pas à l'extérieur pendant le temps où elles ont collaboré à notre recherche.

Au cours des observations, nous rencontrerons les frères de Laurine, « petite dernière » de trois enfants et la grande sœur de Mathilde et David (eux-mêmes frère et sœur). Nicolas et François sont tous deux les seuls enfants dans leur famille. Pauline est l'aînée de la fratrie, et donc « fille unique » au moment du recueil des observations ; Jean est le deuxième enfant et Etienne le dernier. Les frères et sœurs du jeune enfant, quand il en a, sont souvent impliqués dans les interactions : ces renseignements concernant la fratrie doivent être connus. Nous rencontrerons d'autres membres de la famille : oncles, tantes, grands-parents et même arrière-grands-parents. Ceci montre que les échanges ne se limitent pas au système mère - enfant. La maman de Mathilde et David est japonaise et leur parle dans sa langue maternelle exclusivement ; le père et le reste de la famille s'adressent à eux en français. La famille vit en France. Chaque fois que la mère et l'enfant s'expriment en japonais, nous noterons les termes dans cette langue, puis donnerons leur traduction.

La consigne de départ a été la suivante : « Noter les gestes et les vocalisations qui se reproduisent dans des situations régulières d'échange avec l'entourage et qui peuvent permettre à l'enfant de se faire comprendre ». Elle a induit une sélection des conduites de communication dans le sens de l'intentionalité, concept que nous discuterons.

Nous avons demandé que les observations soient les plus détaillées possible quant au contexte. Très généralement, ces instructions ont été bien comprises et les données recueillies ont été très riches. Des entretiens réguliers permettaient d'affiner la prise de notes. Les mères connaissaient l'objectif de notre recherche et notre hypothèse de travail.

La plupart des observations commencent lorsque l'enfant est âgé de 7-8 mois. Seuls Jean et Etienne, observés par nous-même après un travail préalable sur les données relevées auprès de leur sœur Pauline, ont été suivis depuis la naissance.

Au moment de l'analyse, il s'est avéré que ce corpus présentait des lacunes que nous avons essayé de combler en nous tournant vers les recherches sur les interactions précoces.

Les notes ont été transcrites telles qu'elles nous ont été remises, sans modification du style ou de la syntaxe pour en garder la spontanéité. Elles ont été prises sur des cahiers, un pour chaque enfant. Pour en mener l'analyse, nous les avons regroupées par thèmes, à partir de quoi nous avons délimité six ensembles que nous avons appelés « situations ». Ces ensembles n'ont pas été déterminés *a priori* mais correspondent à une classification qui regroupe l'essentiel des observations. Il s'agit de situations 1°) d'interaction avec les personnes, 2°) de départ - séparation, 3°) relatives à la nourriture, 4°) de refus, 5°) d'interdit, 6°) d'interactions avec les personnes relatives à l'objet.

Nous avons pris conscience de la coïncidence de ces thèmes avec les étapes importantes de la vie affective de l'enfant : la séparation, l'alimentation et l'oralité, le refus et l'interdit avec le geste « non », organisateur de développement psychique pour Spitz (1954).

Notre analyse sera cognitive, tout en gardant à l'esprit les aspects affectifs de l'évolution de l'enfant. De même, les domaines du développement cognitif que nous avons choisi d'étudier sont ceux qui apparaissent dans l'analyse des situations, que ce soient la construction de l'espace, du temps, de l'objet, les progrès de la causalité interpersonnelle, ou la genèse de la fonction symbolique.

Le terme de « *situation* » n'est pas utilisé ici dans le même sens que dans la psycholinguistique pragmatique (Bernicot 1992), où il s'agit de déterminer des situations de communication au cours desquelles le langage va varier. Dans notre recherche, il s'agit davantage de « situations de vie quotidienne » au cours desquelles vont se dérouler les échanges que nous étudions.

Nous avons donc regroupé sous la première rubrique d'« *interaction avec les personnes* » toutes les séquences où l'enfant interagit avec autrui sans le support d'un objet, du réel en général. Très fréquentes au début de la vie de l'enfant, leur nombre décroît au profit d'interactions à propos d'un objet ou d'un événement que nous étudierons plus loin. Trois étapes se distinguent dans l'évolution de ces interactions : durant les premiers mois, le bébé s'intéresse à son entourage, interagit par le regard, « attend » les échanges ; l'étape suivante est celle des conduites intentionnelles, lorsque le jeune enfant prend l'initiative des interactions ; l'étape de ritualisation de ces conduites succède et amène l'enfant peu à peu vers le langage.

6.2. Les premiers mois

Nous possédons peu d'observations illustrant cette période précoce de la vie de l'enfant. En effet, notre recherche étant orientée vers les processus de communication intentionnelle, les données recueillies concernent essentiellement des conduites plus tardives. Seuls deux bébés, Jean et Etienne, ont été observés dès la naissance. Nous allons donc situer ces données par rapport aux travaux concernant les interactions précoces, malgré les différences méthodologiques (cf. Première partie).
Les interactions avec l'adulte lors de ces premiers mois se manifestent approximativement selon trois modalités : l'intérêt que le bébé porte aux personnes connues ou inconnues, les réponses qu'il donne aux sollicitations qui lui sont adressées, et les premiers échanges, qui résultent de la coordination des deux modalités précédentes.

6.2.1. L'intérêt pour les personnes

Le bébé s'exprime surtout par le regard : c'est ainsi que s'établissent les premières interactions visuelles.

> Etienne 1.30 : *Il tourne la tête et semble chercher quelque chose du regard quand il entend du bruit, même lointain (dans le couloir alors qu'il est dans le salon).*

Sa toute nouvelle expérience lui permet d'associer bruit et spectacle à observer. Souvent, les bruits sont produits par des personnes, pour Etienne, un frère et une sœur « remuants ». Il s'attend donc à voir quelqu'un lorsqu'il entend du bruit.

Une fois le contact établi avec la personne présente face à lui, le bébé l'observe attentivement. Les travaux portant sur les compétences précoces montrent que le jeune enfant reconnaît les visages familiers, et en particulier celui de sa mère. Nous remarquons des attitudes du bébé très différentes, selon les personnes :

> Etienne 1.03 : *Il « observe » les visages qui sont autour de lui, et de préférence celui de son frère ou de sa sœur plutôt que le mien (il les voit moins souvent).*
>
> 1.10 : *Il regarde attentivement le visage des personnes, autres que moi, qui le prennent dans leurs bras.*
>
> 1.13 : *Il regarde tour à tour sa mère et sa grand-mère pendant plusieurs minutes, il semble très « attentif » dans son observation.*
>
> 3.11 : *Préférence pour un visage inconnu ou peu familier qu'il regarde plus longuement que les visages des personnes de la famille.*

Très tôt, donc, Etienne discrimine les visages qu'il connaît bien, et regarde plus longuement ceux qu'il voit moins souvent ou qu'il n'avait jamais rencontrés auparavant. Le regard est qualifié : « il observe », « regard attentif », « préférence »... Ces notations totalement liées à la subjectivité de l'observateur ne seraient pas prises en compte dans les recherches expérimentales qui s'appuient plutôt sur les temps de fixation visuelle. Dans notre recherche, l'observateur qui prend les notes est aussi la personne qui interagit avec le bébé, et les échanges dépendent de sa subjectivité. Ainsi, lorsque le bébé regarde longuement une personne inconnue, les échanges seront orientés par la mère sur le mode de la présentation : « tu vois, c'est la grande tante », ou « ton petit cousin, il s'appelle ... », etc. Ainsi, déjà à cet âge précoce, un sens est donné aux interactions : ici, celui de faire connaissance.

Le contact par le regard joue un rôle important sur le plan affectif en tant qu'élaboration des liens d'attachement ; il constitue également une base sur laquelle s'établit la communication.

Autre manifestation de l'intérêt pour les personnes, le sourire apparaît au cours du 2e mois.

> Etienne 1.03 : *Petit sourire en me regardant dans les yeux à la fin d'une tétée.*

1.27 : *Il sourit quand sa sœur s'approche et la suit des yeux quand elle s'éloigne*

2.16 : *Toujours de grands sourires en voyant arriver son frère et sa sœur.*

Le premier sourire est également un moment important des relations affectives. C'est celui où la mère se sent véritablement reconnue et que se renforcent les liens d'attachement.

D'une façon plus générale, le bébé sourit à de nombreuses personnes de son entourage, qui se sentent alors impliquées dans une relation. Ainsi, la sœur d'Etienne, même très jeune (elle a 6 ans) va répondre à ce sourire en lui parlant : le bébé qui sourit est considéré à son tour comme un interlocuteur. Sourires et regards s'associent ensuite, permettant des échanges plus élaborés, que nous étudierons plus loin.

6.2.2. La réponse aux sollicitations

Le regard et le sourire que nous avons relevés ci-dessus étaient des réactions spontanées en présence d'une personne. Nous allons maintenant analyser les réponses de l'enfant lorsque quelqu'un le sollicite :

Etienne 1.13 : *Il sourit quand on lui parle, et vocalise lorsque l'on « discute » avec lui.*

1.30 : *Il répond par des vocalisations quand on lui parle. Il s'agite (bras et mains) quand on « engage la conversation » avec lui. Il semble d'ailleurs attendre ces interactions.*

2.01 : *Il est dans son relax et regarde fixement la personne qui est près de lui. Quand celle-ci lui parle, il s'agite, remue bras et jambes, et vocalise.*

2.07 : *A la pharmacie, une personne inconnue s'approche du landau et lui parle. Il la regarde fixement, d'un air « sérieux », puis se met à sourire et à vocaliser. Dans le cas d'une personne connue, le sourire est immédiat.*

Jean 1.28 : *Les sourires sont faits surtout en réponse à nos propres sourires.*

2.26 : *Quand on le regarde, il sourit puis pousse un petit cri.*

3.21 : *Il éclate de rire quand sa grand-mère le tient face à elle.*

Le bébé réagit préférentiellement par le sourire aux sollicitations de l'adulte. Les vocalisations constituent à partir de 2 mois chez Etienne, un autre mode de réponse. L'entourage, d'ailleurs, identifie ces échanges comme des discussions : « on discute avec lui », « on engage la conversation ». Très tôt, le bébé est placé dans une situation de dialogue. Les travaux portant sur les interactions précoces mettent en évidence l'existence de « pseudo-dialogues », grâce à une microanalyse des échanges. Cette forme des interactions se manifeste ici. Très tôt et tout à fait consciemment, les adultes considèrent le bébé comme un interlocuteur potentiel ; ceci est vrai même pour des personnes qui ne font pas partie de l'entourage proche (Etienne 2.07).

Ces échanges vocaux sont souvent accompagnés d'agitation motrice. Nous retrouvons cet aspect dans les situations d'interaction à propos d'un objet. Cette agitation est perçue comme une manifestation de grand intérêt pour les personnes ou les objets. Vocalisations et agitation ont pour effet d'inciter l'adulte à interagir avec le jeune enfant.

L'attitude de l'enfant avant que quelqu'un ne s'adresse à lui est interprétée comme une attente (Etienne 1.30). Là encore, le bébé est perçu comme un sujet éprouvant un désir d'interaction. Que ce soit vrai (ce qui est probable) ou non, ce sentiment de l'adulte influencera positivement l'attitude qu'il adoptera vis-à-vis de l'enfant.

6.2.3. Les premiers échanges

Très rapidement, les réactions d'intérêt pour les personnes et les réponses aux sollicitations se conjuguent pour créer des échanges plus complexes :

Jean 4.15 : *Quand on ne le regarde pas, il nous fixe intensément et sourit dès qu'on le regarde.*

Etienne 2.07 : *Il « attend » qu'on lui parle en nous regardant fixement, lorsque l'on s'intéresse à lui, il sourit et vocalise.*

2.16 : *Il est dans son relax, je ne le regarde pas, il vocalise sur une intonation de plainte, je le regarde et m'aperçois qu'il me fixe « désespérément ». Je lui parle, il sourit et gazouille gaiement.*

3.0 : *Quand il est dans son relax, et qu'on ne le regarde pas, il vocalise. Certaines vocalisations sont particulièrement fortes, ce qui attire l'attention de l'entourage. Quand enfin on lui parle, il sourit et continue à « discuter » en nous regardant.*

Regards, sourires et vocalisations permettent de riches modalités d'interaction dès les trois premiers mois. Dans ces quatre séquences, nous retrouvons l'enchaînement suivant : activité de l'enfant (regard, plainte ou vocalisations) → intervention de l'adulte → interaction, avec modification de l'activité du bébé. Un enregistrement vidéo permettrait une analyse plus fine de ces différents moments. Pour notre part nous en resterons à une approche qualitative. Ici, l'interprétation de l'adulte est encore plus manifeste que précédemment : « il fixe intensément », « il attend qu'on lui parle », « il me fixe désespérément ». Le problème de l'intentionalité se pose dès lors, et nous renvoie au développement cognitif de l'enfant et notamment à l'évolution de la causalité.

La période que nous observons ici recouvre les deux premiers sous-stades sensori-moteurs. La causalité est décrite par Piaget comme un sentiment d'efficience ou d'efficace : « C'est qu'une certaine action aboutit sans qu'il sache comment à un certain résultat, autrement dit qu'un certain complexe d'efforts, de tensions, d'attente, de désirs, etc., est chargé d'efficace » (Piaget, 1967 : 200). Nous retrouvons, dans cette description des débuts de la causalité, les éléments émotionnels relevés par l'observateur : attente, tension (le regard désespéré), désir. Il faut donc considérer que le lien établi par l'enfant entre son activité et l'effet qu'il produit sur autrui est très diffus, d'autant plus qu'à ce stade, il ne se différencie pas encore lui-même en tant que sujet. En revanche, il éprouve sans doute une attente par rapport aux personnes. En effet, celles-ci constituent un centre d'intérêt privilégié pour le bébé. L'adulte a donc sans doute raison d'interpréter dans ce sens l'attitude de l'enfant, et en particulier son regard.

Cette attente relative aux interactions va devenir, au cours des mois suivants, intentionalité réelle par le double effet des réponses de l'adulte interprétant l'activité de l'enfant (regard, agitation, vocalisation) et la prise de conscience par l'enfant de l'effet de son action : les vocalisations fortes provoquent une réponse de l'adulte. A ce titre l'observation Etienne 3.0 évoque tout à fait les prémisses de l'intentionalité.

Au cours de ces premiers mois, nous voyons donc apparaître deux bases de la communication : le bébé est considéré comme un interlocuteur lors des échanges, qui prennent très tôt la forme de dialogues, et, grâce aux interprétations de l'adulte, les prémisses des conduites intentionnelles apparaissent. Tout est en place pour que se développe un système de communication intentionnelle.

6.3. Les conduites intentionnelles

Les échanges précédents ont préparé l'apparition des premières conduites intentionnelles. Là encore, nous allons voir qu'appliquer ce qualificatif aux expressions de l'enfant dépend de la subjectivité de l'observateur, que nous prendrons en compte. Ces conduites peuvent être divisées en trois types d'échanges. Dans les premiers, nous verrons l'enfant tenter d'attirer l'attention de la personne présente par différents moyens. Dans les seconds, l'interaction étant déjà engagée, l'enfant essaie de la maintenir par diverses stratégies. Un cas particulier sera abordé : il s'agit du geste de tendre les bras : le maintien de l'interaction est alors orienté dans un but très précis, celui d'être porté. Le dernier type de conduites intentionnelles regroupe les moyens qu'utilise l'enfant pour exprimer ses émotions.

6.3.1. Attirer l'attention

Par le regard, l'agitation et les vocalisations, le bébé semblait exprimer une attente de l'interaction, l'adulte le ressentait ainsi et engageait les échanges avec lui, bien avant qu'il y ait une expression intentionnelle. Désormais, l'enfant semble chercher à attirer l'attention volontairement :

> Jean 5.16 : *On dirait qu'il essaie d'attirer l'attention des personnes qui sont assises à côté de lui, il pousse de petits cris [é] ou [ae], il le fait en particulier avec sa sœur.*

L'enfant utilise différentes stratégies pour capter l'attention de l'entourage :

a) Les réactions corporelles « ritualisées »

> Etienne 5.25 : *Il semble en ce moment accentuer certains comportements : il pleure dans son relax en fermant les yeux intentionnellement, il se force à tousser comme pour attirer l'attention.*
>
> 6.03 : *Il « tousse » toujours volontairement pour attirer l'attention.*
>
> 6.22 : *Il est réveillé dans son lit, il se force à tousser.*
>
> 6.24 : *Il vocalise dans son lit, je parle à son frère dans le couloir et il peut nous entendre. Il se met alors à tousser intentionnellement, je vais le chercher.*
>
> Jean 6.01 : *Il semble essayer d'attirer l'attention de sa sœur en la regardant et en se forçant à rire. S'il est à côté d'elle, il essaie d'agripper ses cheveux ou son visage.*
>
> 8.04 : *Il se force à rire pour nous imiter comme s'il cherchait à entrer dans le cercle de la conversation et également pour que l'on s'intéresse à lui.*
>
> Pauline 11.10 : *Comme je téléphone depuis assez longtemps, Pauline s'approche de moi puis se met à tousser jusqu'à ce que je m'occupe d'elle.*

Nous assistons ici à une véritable ritualisation de manifestations corporelles telles que la toux, les pleurs, le rire. Elles sont effectuées volontairement, pour attirer l'attention. L'entourage perçoit tout à fait l'aspect « forcé » de ces conduites. Ces stratégies peuvent être employées pendant assez longtemps : Pauline 11.10, qui maîtrise par ailleurs d'autres modes d'interaction verbaux ou gestuels, se force à tousser lorsque sa mère est au téléphone. Ce moyen, dirigé vers l'angoisse maternelle de la maladie, lui est apparu sans doute plus efficace que tout autre.

Nous pouvons ajouter que cette « ritualisation de la toux » est employée souvent lors des interactions entre adultes, forme plus discrète ou détournée d'un véritable appel.

b) Les cris

Très tôt, les cris se différencient des pleurs ou du babil lors des interactions.

> Jean 2.26 : *Quand on le regarde, il sourit puis pousse un petit cri. Il le fait également même si nous ne nous intéressons pas à lui.*

Y a-t-il intentionalité ou non ? Nous voici renvoyés à la question de la partie précédente. De fait, la personne présente l'entend et s'adresse à lui.

Plus tard, l'intentionalité est moins douteuse :

> Jean 6.01 : *Dès que l'on s'éloigne de lui et qu'on le laisse tout seul, il pousse de grands cris très puissants.*
>
> 6.09 : *Il pousse des cris brefs pour attirer l'attention quand on est près de lui et qu'on ne le regarde pas.*
>
> 6.29 : *Il crie quand sa sœur s'éloigne.*
>
> Etienne 4.27 : *Il pousse de petits cris quand il voit ses frères et sœurs près de lui.*
>
> 7.01 : *Il crie intentionnellement, et ceci de plus en plus fréquemment quand on disparaît de sa vue.*
>
> 7.05 : *Il crie en me regardant jusqu'à ce que je fasse attention à lui, alors il me sourit.*
>
> 7.16 : *Il appelle les personnes qui l'entourent : il les fixe et pousse des cris avec intonation d'appel quand elles ne le regardent pas.*
>
> 8.14 : *Avec les personnes inconnues, il « rugit » en les regardant. Quand elles lui répondent, il sourit largement puis vocalise. Très généralement, elles rentrent dans le dialogue.*

Pour ces deux enfants, nous pouvons comparer les cris produits à l'origine lors d'interactions sans intentionalité et ceux utilisés pour attirer l'attention d'autrui. Leur « style » est variable : longs et puissants lorsque l'enfant est seul, brefs lorsqu'une personne est à côté, intonation d'appel ; l'enfant sait déjà moduler son expression selon les situations et la plus ou moins grande proximité de la personne interpellée. Il s'agit là d'une certaine maîtrise du code social, acquise au cours des expériences antérieures. Même s'ils persistent pendant longtemps, les cris sont ensuite partiellement remplacés par des vocalisations pour « appeler » les personnes.

c) Les vocalisations

Etienne 7.9 : *Il vocalise en regardant son père (qui ne le regarde pas).*

8.16 : *Il vocalise pour attirer l'attention [ba], [br], [re], etc. Un dialogue peut ensuite se mettre en place avec imitation mutuelle où chacun à son tour prend l'initiative.*

10.20 : *Son frère et sa sœur discutent sans faire attention à lui. Il vocalise énergiquement [da da] tout en les fixant (je les appelle alors pour qu'ils lui répondent).*

Jean 8.1 : *Dans la salle d'attente du médecin, il regarde une personne qui lit sans s'occuper de lui, il fait [ae] dirigé vers elle, il semble l'interpeller.*

8.14 : *Des vocalisations sont souvent utilisées pour attirer notre attention.*

8.20 : *Il joue pendant que je lis à ses côtés, au bout d'un moment, il regarde dans ma direction et fait [ae], je le regarde : il se met à rire.*

9.3 : *Je suis en train de lire alors qu'il est dans son parc, la table du salon nous sépare, il se penche, me regarde et crie [ae !] pour attirer mon attention, il rit quand je le regarde.*

1.0.2 : *Il dit [maman] quand je m'éloigne.*

1.1.14 : *Il recommence à dire [maman] pour attirer mon attention.*

Cette suite d'observations permet de suivre l'évolution des vocalisations. Ainsi, du babil se distinguent certains sons que l'adulte repère à plusieurs reprises : Jean 8.1, 8.20, 8.23, etc., [ae] avec ou sans intonation d'appel. Cette vocalisation a pris un sens d'appel lors des échanges, et est utilisée également avec des personnes inconnues qui la comprennent . D'autres vocalisations ([mama]) sont exprimées par ailleurs, dans d'autres fonctions : requête, plaintes, maintien de l'interaction, et deviennent parfois un moyen pour attirer l'attention.

Cette évolution va dans le sens d'une entrée dans le langage ; ainsi, les vocalisations diverses font place au « presque-mot » [mama] dont nous étudierons la genèse plus loin.

d) Les gestes

Nous regroupons ici ce que E. Bates appelle les « exhibitions » : l'enfant « fait le clown » pour attirer l'attention. En particulier, il utilise des gestes appris par ailleurs : « bravo », « les marionnettes », etc.

Jean 10.24 : *Le geste des marionnettes devient de plus en plus ressemblant. Il le fait en particulier pour attirer l'attention, par exemple, alors que ses grands-parents discutent sans le regarder.*

11.12 : *Souvent il fait le clown pour attirer ou retenir notre attention, en particulier au moment du repas : se balancer, secouer la tête, fermer les yeux, etc.*

11.18 : *Il fait le geste « bravo » pour attirer l'attention.*

Etienne 9.16 : *Il essaie d'attirer l'attention de sa tante par tous les moyens possibles dont il dispose : il fait les marionnettes, vocalise, fait le « clown », penche la tête en arrière, cligne des yeux, etc.*

Ces moyens variés sont également fréquemment utilisés pour maintenir l'interaction (voir ci-dessous). Ces « exhibitions », qui obtiennent souvent un succès certain sont produites intentionnellement.

Mathilde 8.14 : *Quand on est à table, Mathilde, de sa chaise haute, tire la manche de son père pour attirer l'attention.*

8.30 : *Je lis à côté d'elle qui joue avec une poupée. Tout à coup elle me tire le bras : elle veut que je joue avec elle. Elle fait ce geste fréquemment.*

Mathilde a découvert un moyen, autre que vocal, pour que l'on s'occupe d'elle.

Contrairement aux cris et vocalisations, ces différents gestes ne préparent pas le langage, mais ils font partie de la communication non verbale qui évolue grâce à la causalité et aux réponses de l'adulte. Si l'entourage est indifférent à ces « exhibitions », elles ne seront plus utilisées dans l'interaction.

L'enfant maîtrise ainsi tout un registre gestuel et vocal pour provoquer les échanges avec l'entourage. Ce registre est dynamique, et évolue dans le sens d'une ritualisation de différentes conduites et d'une conventionalisation qui aboutira au langage. Ce processus s'appuie à la fois sur les compétences de l'enfant, en particulier son niveau de causalité, et sur celles de l'adulte, de ses capacités d'interprétation et de sa disponibilité.

6.3.2. Maintenir l'interaction

Une fois le contact établi, soit à l'initiative de l'adulte soit à celle de l'enfant employant l'une des stratégies évoquées ci-dessus, ce dernier va chercher à maintenir l'interaction. Nous retrouvons un certain nombre de conduites citées plus haut :

a) Les gestes ou « exhibitions »

Pauline 10.8 : *Elle connaît les grimaces qui nous font rire et elle sait les utiliser.*

Jean 9.29 : *Il fait des grimaces : ferme les yeux, tire la langue. Très satisfait de me voir rire, il recommence.*

Etienne 11.22 : *Il cherche visiblement à faire rire l'entourage en faisant des grimaces, clignant des yeux, etc.*

Ces conduites sont très fréquentes de la part des jeunes enfants, et l'entourage les encourage par le rire, l'imitation réciproque des grimaces, les applaudissements, etc. Il s'agit vraiment « d'interactions - plaisir », proche des jeux.

b) Les dialogues

Nous venons de voir plus haut qu'avant 3 mois, le bébé était déjà considéré par son entourage comme un interlocuteur potentiel, et que l'on s'adresse à lui en tant que tel. Le bébé répond alors par des sourires, une agitation motrice, des vocalisations. L'évolution se fait ensuite dans le sens d'une ressemblance de plus en plus grande avec le dialogue.

Pauline 8.24 : *On retrouve les mêmes intonations que celles de notre langage, en particulier des interrogations, réponses, appels, etc. Nous avons des dialogues qui s'appuient sur l'intonation, où je réponds en fonction du ton que Pauline emploie.*

1.2.3 : *Les vocalisations sont de plus en plus variées, et il semble que Pauline cherche à imiter non plus seulement l'intonation mais aussi la variété des sons de la langue.*

Jean 8.01 : *Il dialogue avec sa sœur en imitant ses intonations (ils s'imitent d'ailleurs mutuellement).*

11.14 : *Beaucoup de vocalisations avec des intonations de conversation, certaines apparaissent plus fréquemment : [bébé] [dada] [mama].*

11.20 : *Il vocalise en regardant chacun tour à tour sur un ton de conversation.*

1.1.20 : *Quand ses grands-parents arrivent vers lui, il leur parle longuement sur un ton de conversation, ils lui répondent sur le même ton : « ah bon », « oui », « c'est vrai ? », etc.*

1.2.30 : *Toujours beaucoup de discours en utilisant l'intonation. Parfois il dispute sa sœur sur le même ton que nous.*

Etienne 10.4 : *Il « parle » à Catherine alors qu'il est assis dans sa chaise haute en vocalisant d'une façon brève [da], nous avons vraiment l'impression qu'il lui parle.*

1.2.5 : *Il vocalise de plus en plus en nous imitant.*

1.2.9 : *Toujours beaucoup d'imitations de nos conversations, surtout au cours des repas où il semble vouloir prendre part aux discussions.*

L'élément essentiel sur lequel s'appuie la ressemblance avec le « discours » de l'adulte est l'intonation. L'enfant joue beaucoup sur les variations du ton : interrogatif, appels, réponses, etc. Les adultes entrent dans le jeu et répondent à leur tour en fonction de l'intonation produite (Jean 1.1.20). Les travaux de Mehler montrent que vers 6 mois, l'enfant est capable de différencier sa langue maternelle d'une autre en s'appuyant sur l'intonation. Ceci explique peut-être l'importance prise par cette dernière dans le discours de l'enfant dès 8 mois. A cet âge également, l'enfant ne produit plus que les sons de sa propre langue, alors qu'auparavant, il produisait tous les sons de toutes les langues.

Etienne 10.19 : *Il vocalise toujours beaucoup, et maintenant ses vocalisations ressemblent plus à notre langage car il associe voyelles et consonnes [da da] par exemple.*

L'évolution importante de ces deux aspects du langage, son et intonation, explique pourquoi, à partir de ce moment-là, l'adulte a l'impression d'avoir de véritables conversations avec l'enfant.

Dans une perspective interactive, ces nouvelles compétences de l'enfant induisent chez l'adulte des conduites l'incitant à intégrer le bébé dans des imitations de conversation. Imitations, dans le sens où les échanges ne sont pas ici porteurs de signification : ils ne sont pas du tout référentiels et se fondent uniquement sur la forme. Cette caractéristique les situe dans le prolongement de notre analyse des interactions antérieures à 3 mois. Ces dialogues vont évoluer ensuite dans leur forme, en se rapprochant encore du langage, et dans leur signification, en devenant référentiels : « à propos de... ».

6.3.3. Modifier l'interaction : le geste de tendre les bras

L'enfant, par ce geste, modifie l'interaction en demandant à être porté. Il s'agit d'une requête intentionnelle et ritualisée qui apparaît précocement. Elle vise un désir soit de contacts affectifs, soit de changement de lieu, par exemple lorsque l'enfant est depuis trop longtemps à son goût dans son relax ; elle a donc une finalité différente du simple maintien de l'interaction, l'adulte est le moyen d'atteindre un but déterminé. Pour ce faire l'enfant emploie une conduite ritualisée : le geste de tendre les bras.

A partir d'une série d'observations d'Etienne, nous pouvons analyser les débuts de cette conduite :

Etienne 5.25 : *Il regarde mes mains quand je lui tends les bras.*

6.03 : *En réponse à notre geste, il esquisse le geste de tendre les bras. Parfois il attrape mes mains.*

7.19 : *Il est dans sa chaise haute. Sa grand mère passe à côté. Elle lui tend les bras à son tour, il attrape ses mains. Elle le prend et le sort de sa chaise.*

9.20 : *Je dis « tu viens » en m'approchant du parc : il me tend les bras.*

Ces quatre données peuvent marquer (nous manquons d'observations comparatives) les étapes de la genèse de ce geste. Etienne 5.25 observe le mouvement de l'adulte ; un peu plus tard (6.30), il esquisse le même geste en réponse à celui de l'adulte ; à 7.19, il effectue le geste spontanément pour être pris dans les bras ; à 9.20, il semble répondre au message verbal ; il convient néanmoins de rester prudent : sans doute se repère-t-il à d'autres indices du contexte, en particulier, le rapprochement de sa mère. Lors de la répétition de ce type d'échange, le message « tu viens » va prendre un sens pour l'enfant.

D'autres observations confirment partiellement cette analyse :

Mathilde 7.13 : *Elle tend les bras pour qu'on la prenne.*

7.17 : *Quand son grand-père arrive, elle lui tend les bras et pousse un « petit cri » pour qu'il la prenne. Elle lui fait alors un gros câlin.*

David 7.20 : *Il tend les bras à sa grand-mère pour qu'elle le prenne.*

8.7 : *Il tend les bras lorsque l'on s'approche pour le prendre.*

Laurine 10.17 : *Elle tend les bras vers nous pour qu'on la prenne.*

1.0.18 : *Elle tend les bras quand on vient la chercher dans son lit.*

Jean 7.3 : *Il est dans mes bras, il tend les bras à son oncle qui vient de jouer avec lui.*

9.24 : *Il tend les bras à son grand-père qui a l'habitude de le faire sauter en l'air. En revanche, il se détourne quand une personne inconnue lui tend les bras.*

Alors que d'autres conduites pour attirer ou maintenir l'interaction n'ont pas été relevées par les mères moins « averties », le geste des bras est noté chez presque tous les enfants observés. Il se détache donc du comportement global de l'enfant en tant que « moyen de se faire comprendre ».

Il apparaît approximativement chez tous les enfants vers le même âge, entre 7 et 8 mois. Mathilde accompagne son geste d'un petit cri (prémisse d'un appel véritable ?). Pour Jean, le but visé semble être la recherche d'une certaine activité avec le partenaire interpellé : oncle ou grand-père avec lequel il joue habituellement.

Pour tous, cette conduite se caractérise donc par son intentionalité : désir d'être porté ou d'effectuer une certaine activité – ceci s'accompagne parfois du choix d'un partenaire –, et par sa ritualisation relativement précoce. Ces deux caractères font que le geste de tendre les bras est remarqué comme un élément saillant de la communication.

6.3.4. L'expression intentionnelle des émotions

Dès la naissance, les manifestations corporelles telles que les pleurs, l'agitation des membres ou au contraire le relâchement musculaire et les sourires, témoignent du malaise ou du bien-être du bébé. L'adulte qui s'occupe du bébé s'appuie sur elles pour apporter tel ou tel soin. Plus tard, le jeune enfant parvient à exprimer intentionnellement ses émotions, que ce soit la tristesse ou le plaisir. C'est cette étape qui nous intéresse ici.

Nous essayons d'en suivre l'évolution :

Etienne 2.16 : *Dans son lit, il se plaint en vocalisant (je viens de le recoucher, ce qu'il n'apprécie jamais beaucoup), ces vocalisations sont produites habituellement en interaction.*

5.06 : *Quand il pleure dans son lit et qu'on le prend dans les bras, il continue de vocaliser sur un ton de plainte en alternance avec des sourires, les vocalisations étant différentes des pleurs.*

6.07 : *Il se « plaint » souvent dans son relax et même lorsqu'il est assis sur nos genoux, il s'arrête immédiatement quand on le met debout : il s'amuse alors à sauter.*

6.23 : *Il pousse un cri puissant quand il n'est pas content : dans la chaise haute, au bout d'un temps trop long par exemple. Ce cri fort et prolongé remplace parfois les pleurs (et est très difficile à supporter).*

9.26 : *Il exprime de plus en plus finement, par des vocalisations de différentes intonations : son intérêt (quand on passe devant le sapin de Noël), son plaisir (quand on va le chercher dans son lit), son agacement (alors que son frère lui souffle sur le visage). A plusieurs reprises, il vocalise sur un ton de colère.*

10.28 : *Toujours des vocalisations avec intonation : de joie, de colère...*

1.1.1 : *Il dit de plus en plus souvent [mamama] surtout en se plaignant. Je répète « maman », « maman ».*

Le partage avec autrui d'une émotion, d'un sentiment, constitue une part importante des interactions humaines. Nous la voyons apparaître ici précocement. Il est peu probable que les plaintes d'Etienne 2.16 soient dirigées vers quelqu'un, mais son non-désir d'être recouché est interprété en tant que tel par sa mère. Un peu plus tard, à 5.6, en revanche, les plaintes sont produites en alternance avec des sourires lorsqu'après un gros chagrin, Etienne est porté dans les bras. Tout se passe comme s'il « racontait » sa tristesse passée en exprimant en même temps par des sourires son plaisir d'être en interaction. Cette observation peut être interprétée ainsi, mais pour Etienne, à cet âge, il s'agit sans doute davantage d'une intentionalité diffuse, où l'alternance serait due à la puissance de l'émotion passée, venant submerger par instant le plaisir d'être enfin avec sa mère. Néanmoins, ce chagrin s'exprime alors, non plus par des pleurs, mais par une plainte, qui serait une ritualisation des pleurs. Nous retrouvons cette « plainte » à 6.7, tout à fait intentionnelle. Etienne veut être mis en position debout. A 6.23, le cri, plus efficace, remplace parfois les pleurs. Ceci montre bien que la ritualisation des conduites est liée à la causalité, l'enfant adoptant la manière de s'exprimer qui s'avère la plus efficace possible sur son entourage.

Les émotions exprimées sont variées : tristesse, colère, agacement, plaisir, intérêt, et s'appuient sur les vocalisations. Nous retrouvons alors ce qui a été dit plus haut concernant les dialogues. La différence importante concerne le contenu de ces interactions : nous avons vu que les dialogues consistaient en des imitations non-référentielles, or ici, l'enfant exprime un sentiment.

Nous retrouvons certaines caractéristiques de cette évolution chez d'autres enfants :

Mathilde 9.19 : *Quand j'essaie de la monter pour la coucher et qu'elle ne veut pas, elle fait des effort pour pleurer, pour me dire qu'elle ne veut pas.*

Pauline 8.24 : *Elle dit souvent [mamama] surtout quand elle n'est pas contente. Quand elle dit cela, j'ai tendance à réagir davantage qu'avec une autre vocalisation.*

10.8 : *Pendant la journée, j'entends deux fois nettement [maman] quand Pauline est dans son lit ou seule dans son parc, je suis loin d'elle et elle grogne.*

11.28 : *Depuis un certain temps, elle fait la mimique de pleurer quand quelque chose lui déplaît, par exemple quand elle veut sortir de son parc.*

Jean 6.21 : *Il crie plusieurs fois de la même façon quand Pauline le bouscule un peu fort.*

9.05 : *Il fait souvent [mama] quand il se plaint ou grogne (quand il est resté longtemps dans son parc).*

11.14 : *Il dit [mamama] quand il pleure ou est contrarié.*

11.18 : *Quand je le dispute, il pleure avec une mimique particulière de mécontentement.*

1.0.2 : *Il dit [mama] quand je m'éloigne, quand je tarde à lui présenter une cuillère de dessert, quand il est fatigué et s'approche de moi pour se faire prendre dans les bras.*

Chez tous ces enfants, qui manifestent d'ailleurs davantage de mécontentement que de plaisir (!), nous retrouvons cette ritualisation des pleurs. Mathilde fait des efforts pour pleurer, Pauline en imite la mimique, et Jean prend une expression particulière de mécontentement. Une vocalisation spécifique émerge parallèlement pour exprimer le déplaisir : [mama], qui ressemble étrangement au mot « maman ». Quelle est son origine ? Pourquoi ce mot s'acquiert-il aussi précocement ? Notre recherche ne permet pas de déterminer son origine. Les syllabes sont peut-être particulièrement faciles à prononcer par le bébé. Quoi qu'il en soit, leur expression a un retentissement affectif important chez la mère, ce qui l'incite à répondre préférentiellement : « j'ai tendance à réagir davantage qu'avec une autre vocalisation ». [mamama] se révélant efficace, sera sans doute utilisé très vite comme appel ou sollicitation de la mère, et prendra ainsi son sens dans l'interaction. L'observation Etienne 1.1.1 montre également que la mère répète « maman » et renforce ainsi sa forme. Forme et signification permettront l'apparition du mot « maman », que nous étudierons plus loin.

6.3.5. Les jeux

L'étude des jeux prend une place importante dans les recherches portant sur la genèse de la communication. Ceci est dû sans doute aux conditions expérimentales d'observation : lorsque l'on place un bébé et sa mère en face-à-face dans un laboratoire, en dehors de tout contexte, (repas ou tâches à accomplir), il y a de fortes probabilités pour que les interactions soient ludiques. Par rapport à l'ensemble des observations que nous avons recueillies, le jeu ne tient cependant pas une place très importante. Il est également difficile de distinguer ce qui est jeu de ce qui ne l'est pas. La répétition de l'activité et le plaisir que l'enfant y trouve, manifesté par le sourire et le rire, sont des critères possibles de différenciation.

Trois sortes de jeux sont repérables : les jeux d'imitation, les jeux de cache-cache et les comptines (« les marionnettes » en particulier).

a) Les jeux d'imitation

Mathilde 7.09 : *Elle essaie de répéter [mm] après sa sœur et elles rient toutes les deux, elles s'amusent ainsi très bien toutes les deux ensemble.*

9.07 : *Elle pointe l'index vers son père qui l'imite à son tour, elle lui dit ensuite [zzz] ; en même temps, son père fait la même chose, elle sourit.*

David 9.17 : *Il montre son index (sans raison). Son père l'imite, il rit. Ensuite il regarde son ours et esquisse le même geste.*

Laurine 9.22 : *Elle imite en riant son frère qui lui dit de taper dans l'eau avec ses mains.*

Jean 6.21 : *Il imite les cris de sa sœur.*

7.12 : *Il imite son grand-père qui tape sur la table avec sa main, en même temps il le regarde.*

10.21 : *Il imite le bruit que fait son père en soufflant par la bouche, il le fait plusieurs fois et rit.*

Etienne 6.22 : *Il imite le cri de son frère alors qu'ils sont en face-à-face.*

10.21 : *Il m'imite alors que nous nous regardons dans une glace : cligne des yeux, ouvre et ferme la bouche.*

Nous pourrions multiplier les observations d'imitation. Souvent, la reproduction n'est pas à sens unique : l'enfant imite l'adulte, qui imite à son tour l'enfant. Un élément nouveau est parfois introduit : la vocalisation [zzz] enrichit l'échange (Mathilde 9.7).

Dans l'observation Etienne 10.21, l'imitation s'effectue par l'intermédiaire du miroir, ainsi cette situation peut contribuer à la reconnaissance de soi-même par l'enfant.

Fayda Winnykamen (1990) définit deux fonctions de l'imitation : elle est à la *fois instrument* d'acquisition et de communication, ces deux fonctions étant très liées au cours de la petite enfance. Effectivement, l'imitation que nous observons ici participe à la fois du maintien de l'interaction (la distinction entre les deux rubriques s'est d'ailleurs révélée difficile, et de véritables apprentissages : gestuels (taper dans l'eau, sur la table, cligner des yeux, etc.) et vocaux (cri, [mm], mots, etc.). L'imitation est ici un prétexte de jeu, mais elle sous-tend une grande partie des interactions que nous analysons dans cette partie. Nous reviendrons donc sur cette problématique plus loin.

Nous notons également le rôle joué par les frères et sœurs, quand il y en a, lors de ces jeux d'imitation. Ils en sont des partenaires privilégiés, étant eux-mêmes très jeunes, ils participent sans doute plus volontiers que les adultes.

b) Le jeu de cache-cache

Jean 6.21 : *Il joue à se cacher le visage avec une serviette. Le jeu a commencé lorsque nous lui avons mis la serviette sur le visage, il le fait ensuite seul.*

Etienne 5.19 : *Il rit aux éclats quand Pauline et Jean jouent à « coucou - trouvé » avec lui.*

10.20 : *Il imite des jeux avec moi ou avec une autre personne : pendant que je le change avec une serviette de bain puis l'enlève : je dis « coucou - trouvé! ». Il me regarde à travers un anneau en riant puis l'applique devant mon visage. C'est le début des jeux à deux que lui-même crée.*

David 9.24 : *Son arrière grand-mère lui apprend à faire « coucou » en lui cachant le visage avec sa serviette. Il est ravi. Tout de suite après, il se penche vers sa serviette pour faire la même chose.*

Mathilde 1.2.20 : *Elle joue à cache-cache avec sa serviette, quand je lui dis « costi - costi » (en japonais) elle se cache.*

François 1.0.26 : *Jeux de cache-cache avec son tee-shirt.*

Le jeu de cache-cache est très fréquent entre les jeunes enfants et leur entourage. Nous ne nous attarderons pas sur ses implications cognitives et en particulier ce qui concerne la permanence de l'objet : au fil du jeu, les objets et les personnes disparaissent puis réapparaissent. Nous remarquerons seulement que l'adulte (même les frères et sœurs, Etienne 5.19) place spontanément l'enfant dans des situations de jeux qui favorisent son développement cognitif. Est-ce une question de culture, les parents reproduisant des modèles ? Ou ces conduites relèvent-elles de compétences parentales intuitives ?

Sur le plan des interactions, il est frappant de constater combien l'enfant prend rapidement l'initiative du jeu (Jean 6.24, Etienne 10.20, François 1.0.26). Il est d'ailleurs reconnu par l'adulte comme l'initiateur de ces jeux (Etienne 10.20) qui peuvent varier dans leur forme, le jeu de cache-cache devenant le jeu de se « regarder à travers un anneau ».

c) Les comptines

Comme le jeu de cache-cache, les comptines constituent souvent un thème d'interaction. « Les marionnettes », associant un geste des mains facilement repérable à une chanson, a été la plus fréquente dans nos observations.

> Mathilde 9.01 : *Je lui chante « les marionnettes », cela la calme. Dès que je m'arrête, elle réclame en disant [ee].*
>
> Etienne 9.14 : *Il agite les deux mains en « chantonnant » ; l'entourage interprète « tu fais les marionnettes » et chante alors la comptine. Même la nounou, seule avec lui et ne connaissant pas la séquence, entre dans le jeu.*
>
> 10.25 : *Il agite les mains (comme pour « les marionnettes ») en entendant de la musique.*
>
> Jean 10.05 : *« Les marionnettes » : si je fais le geste des mains, il chantonne ; si je chante, il agite les mains.*
>
> 10.09 : *Sur le matelas à langer, il me regarde attentivement et chantonne. « On fait les marionnettes ? », il agite les mains, je chante, il est ravi !*

Là encore, les observations sont relativement nombreuses, et nous en avons retenu quelques-unes parmi les plus caractéristiques :

- La requête : Mathilde « réclame » que sa mère continue de chanter en produisant une vocalisation modulée. Jean 10.9, prend l'initiative de la comptine en chantonnant tout en regardant sa mère.
- Le geste des mains devient le symbole de « musique » pour Etienne (10.25) qui agite les mains en entendant de la musique. Il peut ainsi partager un événement avec autrui en le qualifiant par le geste.
- Le jeu sur l'association geste - chanson : Etienne « complète » l'action de sa mère dans la comptine, et marque ainsi sa connaissance du jeu.

L'universalité de cette « activité » entre les différentes personnes de l'entourage, permet à Etienne 9.14, d'être compris par la nourrice. L'enfant prend ainsi conscience de l'existence de conventions communes aux personnes.

Nous avons choisi de réunir dans cette partie les moments d'interactions *entre l'enfant et l'adulte sans motif extérieur : objet, événement ou présence d'un tiers*. Ceci donne à ces observations certaines particularités, que nous allons déterminer maintenant :

Ces interactions sont souvent non-référentielles par leur définition même, puisqu'elles n'ont pas d'objet.

Nous pouvons à ce propos poser la problématique suivante : y a-t-il communication, si la communication est définie par un transfert d'information ? *Seules les interactions « expression d'une émotion »* correspondent à ce critère. Alors, à quoi servent ces échanges ?

Ils se caractérisent par le plaisir que partagent l'enfant et l'adulte. De la part du bébé, il y un réel désir d'interagir, qui se manifestait déjà dans les regards désespérés de l'enfant avant l'apparition des conduites intentionnelles et se prolonge ici, *avec la multiplicité des moyens mis en œuvre pour* solliciter l'adulte allant de la toux forcée aux vocalisations, en passant par les gestes. Désir et plaisir sont sans doute sous-tendus par un besoin vital d'interagir, au même titre que celui de se nourrir. Spitz a mis en évidence l'importance de cette nécessité dans les cas d'hospitalisme.

Ce désir est sans nul doute à la base de l'ensemble des processus de communication et de la prodigieuse évolution que nous suivons dans cette recherche.

Mais l'adulte éprouve également ces désirs et ces plaisirs pour communiquer, en dehors desquels les sollicitations de l'enfant resteraient inopérantes. Ceci pourrait constituer la compétence fondamentale, indispensable à toute interaction. Or la notion de compétence est faible pour exprimer ce qui est au cœur même de l'affectivité, *à savoir l'amour que l'adulte* porte à l'enfant et qui se manifeste à des degrés divers chez les grands-parents, les oncles et tantes, les frères et sœurs que nous rencontrons au fil des observations.

Ces interactions non référentielles, motivées par le plaisir, ont également une fonction importante dans la mise en place de la communication, et posent les bases de l'intentionalité et de la forme des échanges. Par leur *intermédiaire, l'enfant découvre quels moyens mettre* en œuvre pour attirer l'attention des personnes, préalable à tout échange.

Sur le plan formel, les échanges prennent très vite la forme de dialogues dans leur intonation et dans des vocalisations imitant les sons du langage.

Parallèlement, d'autres échanges que nous étudions par ailleurs ont lieu lors des situations d'interdit, de refus, de départ, de nourriture, ainsi qu'à propos des objets. Les situations d'interaction avec les personnes évoluent ensuite vers la ritualisation et la conventionalisation des conduites, en particulier avec l'apparition de la dénomination des personnes.

6.4. Ritualisation et conventionalisation des conduites

L'enfant grandissant, les interactions avec les personnes, sans autre motif extérieur, disparaissent au profit d'échanges où l'objet est introduit. Cette phase de ritualisation des conduites, dont l'objectif final est l'accès au langage, se révèle donc limitée. Nous nous intéresserons ici à la dénomination des personnes : compréhension et expression.

6.4.1. La compréhension

Très tôt, l'enfant est inscrit par l'entourage dans un processus d'apprentissage des noms . Dès qu'il regarde une personne, elle est nommée : « c'est papa, grand-père ou tatie... etc. ». Ensuite, souvent, une question lui est adressée « papa, où il est papa ? », qui devient un rituel d'interaction.
La maman de Mathilde et son entourage se sont prêtés à ce jeu :

> Mathilde 7.15 : *A midi, je suis en train de lui donner à manger. On entend le bruit du tracteur, je lui dis « c'est papa » ; elle tourne la tête vers la fenêtre pour regarder. A-t-elle compris le mot « papa » ou entendu le bruit du tracteur ?*
>
> 7.16 : *Elle ne comprend pas encore « papa », je le lui dis mais elle n'a pas de réaction.*
>
> 8.13 : *Je l'appelle « Mathilde », au bout de deux ou trois fois, elle tourne la tête vers moi et me fait un sourire.*
>
> 8.19 : *Sa sœur l'appelle alors qu'elle est dans son parc. Mathilde se retourne vers sa sœur et lui fait un grand sourire.*
>
> 9.16 : *Elle commence à comprendre « papa » et « maman ».*
>
> 1.1.24 : *Elle comprend de mieux en mieux : je lui dis « va voir ton papa » elle fait demi-tour pour le chercher.*
>
> Laurine 10.17 : *Depuis une semaine environ, elle associe le mot « papa » à son père.*

La compréhension est un phénomène particulièrement difficile à évaluer. La maman de Mathilde en a bien conscience dans l'observation 7.15 : le contexte joue souvent un rôle important, sinon prépondérant, dans la réaction de l'enfant, et l'observation suivante montre qu'effectivement, dans d'autres circonstances, Mathilde ne semble plus comprendre le mot « papa ». De même, la compréhension de son propre prénom est difficile à tester auprès de l'enfant, qui peut fort bien ne répondre qu'à la simple intonation d'appel. A 1.1.24, le contexte semble revêtir moins d'importance, et Mathilde est capable de suivre une consigne incluant le mot « papa ».

Les progrès sont dus à la répétition des messages dans différents contextes où le mot « papa » est invariant, et lié à la présence du père. Parallèlement, l'enfant commence à prononcer les noms des personnes de son entourage.

6.4.2. La dénomination des personnes : expression

Lors de l'analyse des observations portant sur l'expression des émotions, nous avons vu l'émergence d'une vocalisation privilégiée, [mama], à l'intérieur du système mère - enfant. Produite fréquemment quand l'enfant a du chagrin, elle est perçue d'une façon particulière par la mère, du fait de la ressemblance avec le mot « maman ».

L'entourage est très attentif à l'expression par l'enfant des mots « papa » et « maman », et d'autres prénoms. Mais là encore, les significations de ces vocalisations sont fluctuantes.

Nous avions vu Jean 1.0.2 dire [mama] à de nombreuses reprises, mais sans que cela soit toujours dirigé vers sa mère. Nous allons suivre l'évolution ultérieure de cette vocalisation :

> Jean 1.0.8 : *Il est très câlin et s'approche de moi en disant [mama] sans pleurnicher, cette fois, pour se faire prendre dans les bras.*
>
> 1.0.20 : *Il ne dit plus [mama] mais [momo] (que l'entourage interprète comme « maman ») il le dit une fois en voyant sa sœur sortir de la pièce.*
>
> 1.1.17 : *Beaucoup de [mama] en particulier, il répète quand Pauline m'appelle « maman ».*
>
> 1.1.20 : *Il m'appelle avec la même intonation que Pauline [ma man] mais ce « mot » n'est pas seulement utilisé pour m'appeler.*
>
> 1.1.22 : *Il dit [mama] alors que son oncle passe près de lui en lui tendant les bras... Il semble dire [mama] à toutes les personnes de l'entourage quand il veut qu'elles s'occupent de lui.*
>
> 1.1.28 : *Il appelle sa sœur en lui disant [mama].*
>
> 1.2.8 : *Il appelle son père [mama] puis répète [papa] après moi.*
>
> 1.2.11 : *La vocalisation [tata] est utilisée surtout pour appeler quelqu'un.*

1.3.14 : *Alors que je le couche dans son lit, il appelle sa sœur [tata] en même temps j'appelle Pauline.*

1.3.17 : *Il dit [mami] plusieurs fois à sa grand-mère, mais dit toujours [mama] à plusieurs personnes quand il veut quelque chose (être porté ou demander un objet).*

1.3.28 : *Je le gronde puis ne le regarde plus. Au bout d'un moment, il vient vers moi, se penche et dit [maman, maman, léla ?].*

Entre cette dernière observation et la première (1.0.8), la vocalisation [mama] a évolué dans sa forme (parfois [momo]), et dans sa signification pour se fixer dans l'acceptation usuelle du mot « maman ». En effet, à 1.3.28, l'attitude de Jean est tout à fait explicite, c'est bien [maman] qu'il nomme ainsi.

La vocalisation a été employée auparavant pour sa mère, son père, sa sœur, son oncle, et toute personne de l'entourage avec laquelle il souhaite interagir.

Comment se fixe alors la signification ? Il semble que deux processus entrent en jeu :

- L'imitation, et le rôle que joue la grande sœur est important (Jean 1.1.17, 1.1.20).
- L'interprétation que donne l'entourage, répétant ce qu'il dit si le mot est employé d'une façon adéquate, ou corrigeant s'il y a erreur (Jean 1.2.8).

L'observation suivante illustre cette conduite d'apprentissage de la part de la mère :

Mathilde 9.2 : *Je prends Mathilde qui s'est réveillée : elle me dit [maman]. Je lui réponds pour qu'elle comprenne.*

6.5. Conclusion

Certaines caractéristique se dégagent de l'analyse de ces situations d'interaction avec les per sonnes.

Le désir et le plaisir d'interagir se manifestent aussi bien de la part de l'enfant que de celle de la personne présente, avec une intensité plus grande lors qu'il s'agit de la famille proche (parents, frères et sœurs, grands-parents, etc.). Dès les premiers mois, le bébé attend « désespérément » les échanges ; ensuite il les provoque en mettant en œuvre différents moyens. L'entourage entre avec plaisir dans le jeu interactif. Il s'agit donc d'une caractéristique essentielle du fonctionnement du système adulte/enfant. Que se passerait-il si ce désir était absent pour l'un ou l'autre des éléments du système (enfant autiste, mère dépressive, etc.) ? Cette question nous renvoie à la pathologie.

La problématique de l'intentionalité se pose dès les premiers mois. Nous l'avons liée à la genèse de la causalité. Il y a donc à l'origine une attente par rapport aux interactions, qui se transforme ensuite en « intentionalité diffuse ». Celle-ci s'appuie sur les interprétations que l'adulte opère à partir de l'activité de l'enfant : regards, gestes, vocalisations. L'enfant prend alors conscience de l'effet de ses actions. Les conduites évoluent jusqu'à devenir réellement intentionnelles afin d'attirer l'attention, ou maintenir l'interaction. Elles se ritualisent au fil des échanges et se rapprochent du langage par l'imitation.

L'imitation est souvent au cœur des échanges : imitations de dialogue, jeux, etc. Elle est particulièrement visible lors des « pseudo-dialogues » que l'enfant partage avec l'adulte. Ils ne sont porteurs d'aucune signification, mais reproduisent les sons de la langue et les intonations du discours. Ils sont interprétés par la personne présente, qui entre dans le jeu et « répond » à l'enfant. Ainsi, l'enfant acquiert les bases formelles de la communication.

L'adulte joue un rôle important dès les premiers mois en donnant à l'enfant une place d'interlocuteur en réponse à ses sourires. Très tôt, il l'implique *dans des échanges avant même qu'il y ait une réelle intention d'interagir de* la part de l'enfant. Lorsque ce dernier devient capable de le solliciter, grâce aux progrès de la causalité, sa compétence à répondre et à interpréter les intentions communicatives de l'enfant est essentielle, et permet la ritualisation des conduites ainsi que l'accès au langage.

Les situations d'interaction avec les personnes constituent donc un cadre qui favorise la mise en place d'échanges non-référentiels. Ils permettent à l'enfant d'acquérir les bases formelles de la communication et du langage.

7. Situations de départ - séparation

Dès sa naissance, l'enfant va vivre une alternance de séparations et de retrouvailles avec sa mère et les adultes qui l'entourent : moment du coucher ou séparation pour quelques jours d'avec les parents, en passant par toutes les rencontres quotidiennes avec des personnes plus ou moins connues. Le bébé y joue un rôle différent selon qu'il est celui qui part ou celui qui voit partir autrui. Ces événements en sont donc d'autant plus variés.

Peu à peu, l'enfant va se repérer au fil de ces situations, les reconnaître à partir d'indices, devenir capable d'anticiper le départ, puis de le jouer symboliquement en reconstruisant les actions qui le composent. Toute cette élaboration cognitive participe à la construction du réel : notamment en ce qui concerne les repérages spatiaux et temporels par exemple.

Très tôt dans la vie du bébé, dès les premiers mois, les personnes de l'entourage accompagnent ces situations de départ-séparation de messages verbaux : « au revoir », « adieu », et de gestes. Cette communication, et en particulier l'emploi du geste « adieu » par l'adulte puis par l'enfant, joue un rôle important en tant qu'indice privilégié permettant la reconnaissance de ces situations.

Or ce geste a parfois été qualifié de « geste appris par dressage » (Inhelder, Lezine, Sinclair, Stamback, 1972). Nous verrons qu'il n'en est rien et que son observation est précieuse pour étudier le passage de la reconnaissance du départ à sa représentation.

Nous verrons aussi que le geste « adieu » est parfois porteur d'autres significations : marquage des déplacements passifs ou autonomes, requête de partir, ou jeux face au miroir. Nous analyserons également la dimension cognitive de ces différents emplois.

7.1. Origine du geste

7.1.1. Description

Ce geste est l'un des premiers schèmes sociaux que l'enfant construit. En fait, très tôt, les adultes l'adressent au bébé lors des situations de départ :

> Jean 0.07.03 : *On lui fait « adieu » quand on l'emmène ou que quelqu'un s'éloigne.*

Ce comportement ne se limite pas à l'entourage, et se manifeste également chez des personnes qui peuvent être totalement étrangères à l'enfant, après un bref échange impromptu (au marché, à la poste, voir Pauline 9.5). Il met en évidence la tendance de l'adulte à faire entrer l'enfant dans un mode de communication sociale et conventionnelle.

Etienne 8.18 : *On cherche désespérément à lui faire le geste adieu : en vain !*

8.27 : *On essaie de lui apprendre le geste « adieu » : il nous regarde avec un air étonné.*

9.1 : *Il agite la main parfois quand on lui fait le geste « adieu » en situation de départ : quand une voisine part, quand nous sortons de la chambre de sa sœur.*

9.4 : *Il agite maintenant souvent la main : est-ce vraiment une imitation du geste « adieu » ? Il le fait parfois en réponse au geste, d'autres fois spontanément, surtout quand on va le chercher dans sa chambre et qu'il est ravi de sortir de son lit, il s'agit alors plus d'une réaction de joie dans laquelle le geste appris est intégré.*

Avec Etienne, nous suivons l'acquisition du geste « adieu », qui s'appuie principalement sur l'imitation. Chez tous les enfants, nous observons une courte période pendant laquelle le geste est effectué en imitation directe de l'adulte au cours des situations de départ - séparation.

Jean 8.08 : *Il fait le geste « adieu » en agitant vigoureusement la main, la première fois, il l'a fait en imitant son père.*

8.15 : *Il fait le geste « adieu » seulement quand son père le fait en face de lui.*

8.30 : *Il fait « adieu » toujours en réponse à un signe de l'entourage, quand il est dans mes bras, en voiture, dans sa poussette même si l'interlocuteur est assez loin (balcon).*

Pauline 8.11 : *Elle fait le signe de la main en réponse au geste de son oncle.*

Mathilde 7.16 : *Elle imite « au revoir » avec la main.*

Laurine 9.20 : *Dans son parc, elle agite la main en réponse à son père qui lui dit « au revoir » en faisant le geste avant de partir.*

9.24 : *Léger petit geste « adieu » quand elle part se coucher pour la sieste.*

David 8.06 : *Un invité lui dit bonsoir, en lui adressant le geste « adieu » avec la main. Au début, David hésite, puis il essaie de faire le geste.*

L'origine du geste « adieu » réside dans l'imitation directe du modèle de l'adulte. La dimension interprétative revêt moins d'importance par rapport à d'autres conduites étudiées plus loin ; l'enfant agite la main comme l'adulte. Dans cette phase d'imitation du modèle le geste ne porte pas encore pour l'enfant la signification qu'il a pour l'adulte. Cependant, déjà au cours de cette première étape, nous pouvons constater que l'interaction imitative n'intervient pas n'importe quand. Elle se déroule généralement lors de situations de départ-séparation variées, selon les lieux,(chambre, cuisine, domicile des grands parents, etc.), le moment, les personnes impliquées (père, oncle, grand-mère, invités, etc.) et selon l'action : c'est l'enfant qui part, ou ce sont les personnes qui lui adressent le geste. Le « thème » de la situation est constant, mais ne peut pas être encore reconnu par l'enfant ; en revanche, l'adulte symbolise par des messages verbaux « on part », « on va se promener », « au revoir », « tu dis adieu », et surtout par le geste « adieu » qui va constituer l'élément invariant des différentes situations de départ-séparation.

Importance de l'expression du geste par l'adulte, mais aussi importance du geste effectué par l'enfant, qui va être reconnu et encouragé par l'adulte. Comme pour tous les gestes, dès son origine, « adieu » existe dans un système « entourage - enfant » où nous retrouvons les caractéristiques d'imitation et de renforcement.

7.1.2. Transition : l'imitation différée

Le geste acquis par imitation est maintenant effectué, toujours en réponse au modèle proposé par l'adulte au cours de la situation de départ, mais avec un temps de retard. L'enfant fait le geste quand la personne a disparu de son champ de vision, que ce soit ou non lui qui parte.

Pauline 9.05 : *A la poste, deux personnes sortent en lui disant « adieu » avec la main, elle les regarde mais ne fait rien. Deux minutes plus tard, elle regarde la porte alors qu'il n'y a plus personne, paraît réfléchir et fait « adieu » avec la main.*

9.08 : *Quand elle part de chez ses grands-parents, elle ne fait pas « adieu », par contre elle fait le geste plus loin dans la rue.*

11.17 : *Quand on quitte une personne et que l'on s'est éloigné, elle fait le geste avec un temps de retard.*

11.19 : *Le geste est toujours fait avec du retard, par exemple après que la porte soit fermée quand son père est parti.*

1.00.25 : *Elle fait « adieu » aux gens qui descendent de l'ascenseur seulement lorsque la porte s'est refermée.*

Jean 9.01 : *On regarde son père partir, il fait le geste « adieu » quand celui-ci a disparu.*

9.05 : *Le geste « adieu » est fait surtout :*

- *quand les personnes qui partent ont disparu.*
- *quand lui-même part, au moment où il a perdu de vue les personnes qu'il quitte.*

1.1.00 : *Ses parents partent et il reste avec sa grand-mère, il pleure quelques minutes puis s'arrête et fait le geste « adieu ».*

Laurine 9.29 : *Tout le monde lui dit « au revoir Laurine » en faisant le geste avant qu'elle parte se coucher. Elle n'agite la main que deux minutes plus tard sur le chemin de la chambre.*

Etienne 10.25 : *A deux reprises, il fait le geste « adieu » à la personne qui part mais seulement quand elle passe la porte.*

Chaque fois, l'enfant effectue le geste lorsque la séparation est consommée et que les personnes ont disparu de sa vue.

Lors des situations de départ, les gestes sociaux de salutation : poignée de main, échanges verbaux « bonsoir », « à bientôt », le geste de la main, anticipent le moment même de la séparation. Au cours de ces imitations différées, au contraire, l'enfant semble reconnaître la situation et la marquer par le geste adieu, mais seulement après le moment du départ.

Le signe de la main est alors utilisé comme un constat de la disparition des personnes. L'enfant est obligé de passer par cette étape de prise de conscience de l'événement, qui va donner son sens au geste « adieu ». En effet, alors que dans l'imitation directe, le geste n'avait encore aucune signification, dans l'imitation différée, il marque bien la prise de conscience de la séparation.

Ce décalage par rapport au moment du départ se retrouve chaque fois que l'enfant est dans une situation de ce type, qu'il n'a pas encore reconnue en tant que telle. Par exemple : l'ascenseur Pauline 1.00.25 ; les départs en voiture semblent également mal reconnus par l'enfant. L'observation Jean 1.1.0 est un exemple un peu différent. Après la séparation d'avec ses parents, l'enfant commence par pleurer puis se calme et fait simultanément le geste « adieu ». Tout se passe comme si ses pleurs étaient une réaction affective de désespoir consécutive à un vécu de perte de ses parents. Il semble ensuite prendre conscience de la séparation, expérience qu'il a déjà expérimentée à plusieurs reprises. Il est capable de reconnaître cette situation puisqu'il la marque par le geste « adieu ». Or il a déjà pu constater que cette séparation est momentanée, ce qui l'amène donc à se calmer. Si notre hypothèse est vraie, elle montre l'importance du développement cognitif dans l'interaction, relativement à la vie affective de l'enfant.

Ces imitations différées sont encore des imitations. Peu après, le geste « adieu » va être effectué par l'enfant spontanément pendant le déroulement de la situation de départ.

7.2. Utilisation spontanée du geste

Nous désignons ainsi toutes les situations dans lesquelles l'enfant effectue le geste « adieu » ou un message verbal, d'une façon spontanée, sans imitation d'un modèle. Cette nouvelle capacité marque d'abord la reconnaissance de la situation de départ, avec une anticipation sur le moment même de la séparation. Le signe de la main est parfois exprimé dans des situations un peu différentes : jeu symbolique, requête ou marquage des déplacements, alors que l'enfant semble « construire » lui-même une situation de départ.

a) Reconnaissance des situations de départ

• Le moment du coucher

Lors de nos recherches précédentes, nous avions mis en évidence l'importance du moment du coucher dans l'évolution du geste « adieu ». Cette séparation pour la nuit ou pour la sieste pose souvent des problèmes liés à une problématique affective : trouble de l'endormissement, pleurs, peur du noir, etc. Les enfants observés ici ne présentent pas ce type de difficultés même si pour eux, comme pour d'autres, cette coupure de l'interaction avec l'entourage revêt sans doute beaucoup d'importance. Nous allons observer comment ils l'anticipent à travers l'évolution de la communication gestuelle.

> Pauline 9.14 : *Après l'avoir mise en pyjama et comme je l'emmène vers le reste de la famille, elle fait le geste avant que personne ne dise rien.*
>
> 09.16 : *Elle fait souvent le geste en particulier quand je l'ai changée, ce qui précède généralement le coucher, elle le fait aussi quand je dis « tu viens, on va se coucher ».*
>
> 09.18 : *Elle agite la main quand je la prends de sa chaise après le repas pour aller la changer, puis la coucher.*
>
> *Même chose quand j'ai fini de la changer.*
>
> Jean 08.18 : *Après l'avoir mis en pyjama, je l'emmène vers son père pour lui dire « adieu » ; avant d'entrer dans la cuisine (où est ce dernier), il commence à faire le geste et une fois à l'intérieur, cherche son père et, en le regardant, fait le geste.*

09.12 : *Il fait le signe « adieu » quand il arrive dans la salle de bain avant le change et quand je le porte dans mes bras pour aller dans sa chambre.*

08.23 : *Il fait « adieu » après le repas quand je le prends dans mes bras.*

09.00 : *Sa sœur va se coucher, Jean est dans sa chaise, elle va l'embrasser puis part et ferme la porte vitrée, Jean lui fait « adieu », ravie elle revient l'embrasser et la scène se reproduit plusieurs fois.*

Etienne 09.07 : *Il fait le geste de secouer la main (« adieu » ?) en rentrant dans sa chambre, au moment du coucher, spontanément.*

10.20 : *Il fait le geste énergiquement en rentrant dans la chambre de sa sœur et continue jusqu'à ce qu'elle le regarde.*

10.21 : *Geste « adieu » après le bain, avant la sieste du matin.*

Le moment du coucher suit souvent tout un rituel ordonné et répétitif : après le repas, l'enfant est conduit dans le lieu où il est changé puis il est emmené pour saluer l'entourage. Dans la chambre, ensuite, plusieurs actions se répètent : fermer les volets, remonter le mobile musical, câliner l'enfant, etc. Le rituel est accompagné de commentaires de l'adulte « tu vas faire dodo, on se change après on va se coucher, etc. »

Les observations recueillies montrent bien comment le bébé se repère peu à peu dans cette succession d'actions et anticipe de plus en plus tôt le moment même de la séparation. Au début, le geste est fait simultanément à la séparation, quand l'enfant va dire bonsoir au reste de la famille, par exemple : Pauline 9.14 ; Jean 8.18 ; Etienne 9.7. Puis le geste est effectué dès la situation précédente, souvent le change : Mathilde 7.20 ; Etienne 10.21 ; Pauline 9.14 ; Jean 9.12. Quelques jours plus tard, c'est la fin du repas qui déclenche le geste (Pauline 9.18 ; Jean 8.23). L'enfant se repère dans la succession des événements : il y a donc une construction du temps qui s'élabore ici. Il reconnaît aussi les lieux : cuisine, salle de bain, escalier des chambres, qui sont autant d'indices spatiaux de la situation du coucher.

Le geste « adieu » double donc l'action du coucher, que ce soit l'enfant lui-même qui se couche ou ses frères et sœurs. *Il s'agit vraiment d'une communication*, le signe de la main est dirigé vers l'entourage : Etienne 10.20 persiste dans son geste jusqu'à ce que sa sœur le regarde. Et les personnes présentes répondent soit par l'imitation du signe de la main, soit par des messages verbaux tels que « bonne nuit » ou « dors bien ». L'enfant étant compris, la signification qu'il donne à la situation est renforcée. Là encore, il faut concevoir cette élaboration dans un système d'interactions constantes entre les interprétations et les verbalisations de l'adulte d'une part, et l'expression du geste selon la reconnaissance de la situation par l'enfant d'autre part.

L'observation Jean 9.00 montre que sa sœur, qui a alors tout juste 3 ans, rentre avec plaisir dans l'interaction. Papousek et Papousek (1984) ont décrit les compétences de l'adulte à s'adapter aux capacités de l'enfant, et ont montré qu'elles existaient même chez des enfants jeunes. Nous voyons là comment une petite fille s'ajuste aux toutes nouvelles conduites de communication sociale de son frère et y réagit d'une façon adéquate. Comme nous l'avons observé à propos de l'origine du geste « adieu », il y a de la part de l'entourage une très forte incitation à faire entrer l'enfant dans un mode d'interaction utilisant un code social.

D'après ces observations, la reconnaissance du coucher s'appuie donc sur un ensemble d'indices formant un tout qui commence à s'ordonner dans le temps et dans l'espace.

• Situations de départ diverses

Si le coucher est un événement important dans la vie de l'enfant, ce dernier vit de nombreuses autres situations de départ-séparation.

> Pauline 1.00.00 : *Elle dit « adieu » en partant de chez ses grands-parents, sans que personne ne dise rien, au moment où elle passe le portail et arrive vers la voiture.*
>
> Jean 08.18 : *A la garderie, alors que je suis sur le point de partir avec Jean dans les bras, il fait le geste « adieu » en direction de la puéricultrice.*
>
> 09.03 : *Il fait le geste « adieu » alors qu'il voit Brigitte vers la porte en train de préparer ses affaires.*
>
> 10.16 : *Il fait « adieu » quand on lui enfile son manteau chez ses grands-parents au moment de partir et également quand on le lui enlève en arrivant à la maison.*
>
> François 11.06 : *Il fait « adieu » en voyant arriver son grand-père puis en voyant partir la voiture.*
>
> Etienne 09.29 : *Il fait le geste « adieu » en voyant les sacs de voyage prêts à côté de la porte. Le palier et le passage de la porte d'entrée sont les seuls lieux où il fait le geste « adieu ».*
>
> 1.00.23 : *Il fait le geste « adieu » en voyant son frère et sa sœur se préparer pour partir à l'école.*
>
> 1.03.10 : *Il dit « adieu » spontanément à toutes les personnes qu'il rencontre quand elles s'éloignent (dans l'ascenseur, à la porte, etc.) aux conducteurs des voitures qui attendent au feu alors que l'on traverse à pied, etc.*

Souvent les enfants font le geste « adieu » alors que la personne arrive. C'est le cas de François, dans ces observations, qui fait le geste aussi bien pour marquer le départ que l'arrivée de la personne ou de la voiture. Il semble qu'ici, l'enfant souligne aussi la transformation de la situation avec la disparition ou la réapparition des personnes.

Cet emploi inadéquat socialement disparaîtra ultérieurement, corrigé dans l'interaction : « non, on dit bonjour » ou tout simplement parce qu'il ne sera pas confirmé.

Cette « erreur » nous permet d'analyser les observations suivantes en termes de prise de conscience et de marquage de la transformation d'une situation. En effet, les événements que nous avons regroupés sous le terme « départ - séparation » impliquent bien la transformation d'une situation : les personnes partent, ou l'enfant part ; l'enfant, lorsqu'il effectue le geste, anticipe cette transformation en s'appuyant sur certains indices :

- Les indices spatiaux : parfois, l'enfant ne produit le geste que dans certains lieux : le palier, le portail, la porte d'entrée, l'escalier des chambres. Il se repère alors à des indices spatiaux, le départ n'est pas anticipé ailleurs : Pauline 1.00.00, Etienne 9.29.

  Au fil des expériences vécues par l'enfant, les indices s'élargissent. Etienne 9.29 ne se repère qu'au palier et à la porte d'entrée ; quelques mois plus tard (Etienne 1.03.10), il effectue le geste dans des situations très variées aussi bien chez lui qu'à l'extérieur.

- Les actions : certaines actions sont des indices de départ pour l'enfant : l'action d'enfiler le manteau (Jean 10.16), mais aussi de l'enlever. La même analyse peut être faite de cette « erreur » d'emploi : Jean marque ainsi le changement de situation ; il est parti, il revient, il a changé de lieu.

  Jean 09.03 reconnaît le départ de la personne lorsqu'elle prépare ses affaires. Il y a une forte anticipation par rapport au moment même du départ, de la même façon Etienne 1.0.23, anticipe le départ de son frère et de sa sœur en assistant à leurs préparatifs dans une situation qu'il vit quotidiennement.

- Certains objets particuliers annoncent le départ pour l'enfant, ainsi les sacs de voyage déposés dans l'entrée pour Etienne 9.29. La présence de ces objets déclenche souvent le jeu symbolique, comme nous le verrons plus loin.

Parfois les messages verbaux accompagnant le geste adieu, « au revoir », « adieu », « on part », sont compris et associés au schème social en dehors de tout contexte de départ :

Pauline 9.20 : *Elle est dans son lit toute seule et je l'observe. Sa grand-mère téléphone. Au moment où elle dit « au revoir », Pauline agite la main.*

David 8.15 : *Pendant le change, je fais un essai ; je dis « David, comment on fait « au revoir » (bye-bye en japonais) » ; il le fait aussitôt.*

Par ailleurs, ces deux enfants utilisent le schème social d'une façon spontanée lors des situations de départ, il est donc porteur d'une signification. Les messages verbaux produits par les adultes sont donc eux aussi associés à cette signification, puisqu'ils déclenchent l'exercice du schème. Ceci permet de poser l'hypothèse que ces différents messages associés par l'enfant à la signification du départ vont constituer autant d'éléments invariants facilitant la reconnaissance de nouvelles situations de départ. A travers la multiplicité des éléments qui composent de tels événements, les interactions avec l'entourage vont ainsi permettre un repérage plus facile à travers les variations du réel.

Dans cette reconnaissance des situations de départ, le développement de l'enfant est à concevoir dans un système où le geste conventionnel sous-tend la construction du réel (espace, temps, objet) en tant qu'indice invariant, et où l'enfant est confirmé ou infirmé dans les significations qu'il donne à ses expériences.

b) Commentaire de l'action dans les déplacements

Souvent, parallèlement à l'emploi très socialisé décrit ci-dessus, l'enfant effectue le geste dans des situations apparemment éloignées des précédentes, par exemple lors de déplacements. Ils peuvent être passifs ; c'est le cas dans un premier temps. L'enfant, dont la motricité est encore restreinte, est porté dans les bras, puis avec les progrès de la marche, il fait le geste en se déplaçant lui-même.

- **Les déplacements passifs**

Pauline 9.21 : *Le geste est fait quand je la change de lieu : et que je descends l'escalier, quand je la prends dans son lit.*

Jean 8.25 : *Il fait « adieu » quand je le porte dans mes bras en me déplaçant.*

10.09 : *Son oncle le porte sur les épaules, il est ravi et fait le geste « adieu ».*

Etienne 9.7 : *Il fait le geste spontanément quand je le déplace en le portant dans les bras. Il agite la main en regardant rouler par terre la balle qu'il vient de lâcher alors qu'il est dans sa chaise haute.*

10.28 : *Il fait le geste « adieu » alors que je le porte dans les bras pour changer de pièce.*

Ce n'est pas l'anticipation du départ qui est signifiée par le geste, mais l'action de se déplacer. L'enfant emploie le geste dans un nouveau type de situation. A-t-il conscience de cette différence ? Les observations ne permettent pas de le mettre en évidence, mais notre expérience nous montre que le geste, ici, n'est pas dirigé vers quelqu'un, il constitue plutôt un double « symbolique » de l'action. Bien sûr, la signification du déplacement est très proche de celle du départ puisque l'une suppose l'autre. Mais si la reconnaissance du départ impliquait la conscience d'un changement de situation relative à la présence des personnes, le geste « adieu » au cours du déplacement est davantage centré sur le marquage de l'action même de se « déplacer ». Ceci est tout à fait frappant dans l'observation Etienne 9.07, où l'enfant marque le déplacement de la balle par le geste, comme il le fait au cours de ses propres déplacements dans les bras de sa mère.

• Les déplacements autonomes

Avant l'acquisition de la marche, l'enfant peut se déplacer à « quatre pattes » ou sur un porteur. Le geste « adieu » est parfois effectué lors de ses déplacements.

Jean 09.22 : *Il marche à quatre pattes et s'éloigne de moi, je lui dis « tu pars, adieu ! », il s'arrête et fait le geste sans me regarder. Il continue, puis se retourne et fait le même geste en me regardant.*

11.20 : *Il cherche toujours à sortir par les portes ouvertes, une fois la porte franchie, il s'assied et dit [de de], la grand-mère interprète « adieu », il fait alors le geste.*

1.00.17 : *Il monte l'escalier tout seul à quatre pattes (interdit), il nous fait « adieu » en riant.*

1.02.20 : *Il fait « adieu » tout en se sauvant par une porte.*

Pauline 1.00.12 : *A la piscine elle sort de l'eau toute seule par l'escalier en faisant « adieu » dans ma direction.*

1.00.16 : *Jeux avec le geste adieu : elle s'éloigne en le faisant et me regarde en riant.*

Etienne 9.27 : *Pauline le pousse sur son cheval, je lui dis « adieu » en faisant le geste, il m'imite.*

10.21 : *Il commence à savoir avancer tout seul sur son cheval, il se tourne vers nous et fait « adieu ».*

François 1.2.20 : *Il fait « adieu » en montant sur son porteur.*

Ces quelques observations éclairent deux points importants :

- Le rôle de l'interprétation de l'entourage lors des premiers déplacements autonomes (Jean 9.22, 11.20 ; Etienne 9.27). L'adulte donne une signification de départ à l'activité de déplacement de l'enfant : « adieu, tu pars ! » ; l'enfant se l'approprie très rapidement et effectue lui-même le geste en direction de sa mère. L'observation Jean 11.20. est intermédiaire : Jean a-t-il vraiment voulu dire « adieu » ? Quoi qu'il en soit, sa grand-mère l'a interprété en tant que tel et Jean utilise ensuite le geste de lui même dans une situation comparable (Jean 1.02.20).
- Le commentaire de l'activité de déplacement.

L'enfant découvre son autonomie : monter l'escalier, s'éloigner, passer une porte, etc. Le geste ici ne double pas simplement l'action comme dans le cas des déplacements passifs, il est vraiment dirigé vers l'adulte dont l'enfant s'éloigne : « il nous fait adieu », « dans ma direction », « il se tourne vers nous et fait le geste adieu ». Cette autonomie s'accompagne de plaisir : Pauline le fait en riant ; ce plaisir est encore plus évident lorsqu'un interdit est transgressé : Etienne 1.00.17.

Dans le déplacement passif, le geste constituait un commentaire de l'action, au cours des déplacements autonomes, il acquiert en plus une valeur de communication : il est donc d'un niveau supérieur sur le plan symbolique.

L'enfant se détache de sa propre action pour la signifier à autrui. Ces dernières observations sont presque des jeux symboliques, jeux que nous allons étudier maintenant.

c) Le jeu symbolique

Pauline 1.01.10 : *Elle voit un sac de voyage par terre qu'elle ne connaît pas, elle passe un bras dans la bandoulière et fait « adieu » à sa grand-mère.*

1.01.15 : *Elle prend mon cartable et fait le geste « adieu » en riant.*

1.01.16 : *Elle prend le porte-bébé par terre, fait le geste « adieu » et regarde en direction de la porte en vocalisant.*

1.04.05 : *Elle fait semblant de partir : essaie d'enfiler un pull, met un bonnet, fait le geste « adieu » et part dans le couloir.*

Jean 1.03.03 : *Par jeu dehors, il s'éloigne et fait le geste « adieu » en riant et en nous regardant.*

1.03.07 : *Il joue à partir : va vers la porte, fait le geste « adieu », envoie un baiser puis part en riant.*

David 9.27 : *Quand il quitte son lit où il laisse son lapin en peluche, il lui fait le geste « adieu ».*

Ces observations constituent le prolongement à la fois du commentaire des déplacements : l'enfant exprime à l'adulte, par le geste « adieu », le fait qu'il parte – il y a donc un commentaire de l'action, destiné à autrui –, et la reconnaissance de la situation de départ. En effet, ici, l'enfant s'appuie sur un indice (sac, cartable, porte) pour recréer lui-même la situation en coordonnant d'autres indices liés au départ : mettre le pull, le bonnet, envoyer un baiser, aller vers la porte. Il joue la succession des événements, se déplace dans « l'espace du départ ». Il est donc capable de reconstituer les différentes actions qui composent la situation de départ. Dans les deux étapes précédentes : commentaire du déplacement et reconnaissance du départ, le geste accompagnait les différentes actions de « partir ». Dans le jeu symbolique, il donne un sens à leur coordination par l'enfant. De plus, le jeu est fait dans une perspective de communication, l'enfant le situe par rapport à la personne présente.

Le jeu symbolique montre que l'enfant accède à une nouvelle capacité : la *fonction symbolique*, qui s'appuie, dans le cas que nous venons de suivre, sur l'élaboration préalable des indices puis de leur coordination. Nous reviendrons sur ce processus à partir d'autres observations.

d) La requête

Le geste « adieu » est utilisé parfois par l'enfant pour demander à partir.

Pauline 09.26 : *Chez une amie, Pauline fatiguée grogne. J'essaie de la calmer, elle fait le geste « adieu ». Je l'interprète comme « tu as sommeil, tu veux partir ».*

11.07 : *Je discute avec quelqu'un, elle grogne, au bout d'un moment elle fait « adieu » avec la main.*

11.16 : *A la fin de la séance de « bébé - gym », elle semble fatiguée et pleure. Chaque fois que quelqu'un passe à proximité, elle fait le geste « adieu ».*

11.18 : *Elle fait le geste « adieu » alors que je discute avec quelqu'un depuis un long moment.*

Etienne 1.0.10 : *Alors qu'il est dans mes bras,il montre la porte-fenêtre du balcon en faisant le geste « adieu » et en vocalisant [dra]. J'interprète « tu veux aller dehors ».*

1.3.13 : *Il cherche à franchir la barrière qui l'empêche d'aller dans l'escalier, en même temps, il se tourne vers sa grand-mère lui fait le geste « adieu » et dit [la] en regardant l'escalier.*

François 1.2.20 : *Il fait le geste « adieu » quand il veut que je sorte de sa chambre, ensuite il ferme la porte.*

Le geste « adieu » n'est pas socialement utilisé dans une fonction de requête. Dans ces différentes observations, les enfants l'effectuent soit pour demander à partir, soit pour faire partir autrui. L'interprétation de l'entourage joue un rôle important dans la mise en place de ces conduites de requête. Nous le voyons tout à fait dans la succession des observations de Pauline : le schème social « adieu » prend peu à peu un sens au fil de la répétition des événements.

e) Le geste « adieu » dans le miroir

Il existe une autre utilisation du geste « adieu », très particulière, que nous retrouvons chez presque tous les enfants observés :

David 8.23 : *Il se regarde dans une glace et fait le geste « adieu » tout seul.*

Mathilde 8.17 : *Elle fait « au revoir » en se regardant dans la glace après que je l'aie changée. Que veut-elle dire ?*

Etienne 10.16 : *Il fait le geste « adieu » alors qu'il est devant la glace, il regarde son image puis d'un air étonné sa main et son bras.*

Jean 9.0 : *Il se regarde dans la glace alors qu'il est dans mes bras, fait le geste « adieu », me regarde, puis se regarde à nouveau dans la glace et fait le geste « adieu » plus fort, dit [a ?] d'un air étonné. Au bout de quelques minutes il cesse cette activité et regarde ailleurs.*

François 1.1.0 : *Après le bain, au moment du change, François assis sur la table se voit dans la vitre qui fait miroir (il fait nuit). Il fait le geste « adieu » puis éclate de rire. Ensuite, il se gratte l'oreille tout en se regardant dans la vitre, puis met la main sur la tête en riant.*

1.1.9 : *Le soir, alors qu'il se regarde dans la porte-fenêtre, il fait le geste « adieu ».*

Ces quelques observations illustrent particulièrement bien le célèbre stade du miroir, en particulier Jean 9.0, dans les bras de sa mère. L'enfant semble expérimenter volontairement ce qui se produit dans la glace lorsqu'il fait ce geste de la main. Et en cela, Mathilde 8.17 ne cherche pas cette fois à dire « quelque chose ». Il s'agit d'une véritable découverte, où l'image de son geste dans le miroir permet à l'enfant de prendre conscience de son propre corps. Très étonné, Etienne 10.16 établit le lien entre l'image qui se reflète et son corps. Pour François, c'est le plaisir de la découverte qui domine au cours de ces expériences où, à partir du geste « adieu », il varie les positions de son bras et de sa main, se gratte l'oreille, met la main sur la tête, etc.

Au cours de ces situations, la représentation du corps se construit et, parallèlement, la conscience de soi.

L'expression du geste « adieu » par l'enfant présente donc de multiples aspects, tant dans le domaine des significations que dans celui des fonctions : reconnaissance des situations de départ, commentaire des déplacements passifs et autonomes, jeux symboliques et requête, jusqu'à l'imitation face au miroir. Devant une telle richesse, il est difficile de soutenir que ce geste est acquis par dressage et conditionnement. Nous allons au *contraire approfondir les points* les plus importants de notre analyse en cherchant quel est le retentissement de ces interactions sur le développement cognitif.

7.3. Les processus cognitifs

7.3.1. La construction du réel

La reconnaissance des situations de départ montre que l'enfant se repère sur des indices spatiaux et temporels. Les situations les plus propices à cette élaboration d'indices sont celles du coucher, sans doute plus régulières, et où l'enfant est très directement concerné dans son corps et dans son affectivité. Mais nous retrouvons le même repérage dans les situations les plus diverses de départ. Cette construction de l'espace et du temps est possible grâce aux différents échanges à l'intérieur du système adulte - enfant. D'une part, au cours de ces expériences de séparation très variées, l'adulte parle à l'enfant, et ces messages verbaux constituent des indices invariants qui facilitent le repérage. D'autre part, lorsque l'enfant effectue le geste, l'adulte confirmera ou infirmera la signification qu'il donne à la situation.

Cette description ne doit pas omettre la dynamique du système et les régulations constantes entre ces deux aspects des interactions dans le système adulte - enfant. La construction du réel dans l'interaction est le fruit des réajustements constants entre les significations données par l'enfant aux situations, et signifiées par le geste « adieu », et les réponses apportées par l'adulte.

Ces observations « naturalistes » permettent d'élargir la vision que nous avons de cette construction du réel par le jeune enfant. Piaget décrit le bébé confronté à un ou plusieurs objets ; ici, nous pouvons suivre son évolution dans l'ensemble de son cadre de vie : objets, personnes, événements, et les notions d'espace et de temps prennent une autre dimension.

7.3.2. La causalité

Autre facteur important du développement, la causalité évolue également, en particulier au cours des situations de requête où le geste « adieu » est employé pour demander à partir.

Comme dans toutes les conduites de ce type, le double processus : interprétation de l'adulte - prise de conscience de l'efficacité de son geste par l'enfant fonde la signification finale du geste. Il est d'autant plus évident ici, que le geste « adieu » de la main n'est pas habituellement – socialement – employé dans cette fonction de requête. Son expression atteste donc des progrès de la causalité.

7.3.3. La fonction symbolique

L'expression spontanée du geste « adieu » lors des situations de départ montre que l'enfant est capable d'anticiper l'événement qui va suivre. Il peut donc sortir de « l'ici et maintenant » qui caractérise la pensée du jeune enfant pour un début de projection dans le futur.

Ces processus de communication jouent un rôle dynamique dans ce progrès. Ensuite, lorsque l'enfant reconstruit la situation de départ dans le jeu symbolique, il est véritablement dans la représentation. Dans la requête de partir, lorsque l'enfant s'exprime en coordonnant des schèmes sociaux, en allant chercher l'adulte, il se situe également sur le plan symbolique.

Le schème social « adieu » se construit donc dans l'action, puis s'en détache peu à peu, d'abord en anticipant la séparation, puis en réélaborant la situation de départ par coordination des indices.

7.3.4. Mise en place de l'opérativité sensori-motrice

Parallèlement à la construction du réel, l'emploi du geste « adieu » révèle une évolution par rapport aux actions et transformations au cours des situations de départ - séparation. Deux étapes peuvent être distinguées :

- Dans le commentaire de l'action qui s'effectue au cours des situations de départ et au cours des déplacements, l'enfant produit une sorte de double de l'action avec le geste « adieu ». Il prend conscience soit des transformations liées à une situation de départ, c'est-à-dire la disparition des personnes, soit de sa propre action, même si elle est « passive », lorsqu'il est transporté. Cette constatation de l'action et des transformations qui en résultent constituent une abstraction pseudo-empirique sensori-motrice.

- Dans les déplacements autonomes et le jeu symbolique, l'enfant reconstruit les situations de départ-séparation, et coordonne les indices, puis, il les signifie à autrui au moyen du geste « adieu ». Cette reconstruction consciente de la situation serait alors une abstraction réfléchissante sensori-motrice.

7.3.5. Le rôle de l'adulte

D'une façon très générale l'analyse que nous venons d'effectuer montre l'importance d'offrir à l'enfant des successions d'événements prédictibles, afin qu'il puisse se repérer, puis anticiper le moment futur.

Sur le plan de la communication, nous avons souligné à plusieurs reprises le rôle joué par le geste « adieu » fait par l'adulte. Il semble que cette attitude, qui consiste à adresser un geste social à l'enfant même très jeune, se manifeste fréquemment de la part d'adultes connus ou inconnus de l'enfant. Il s'agit d'un véritable désir de faire entrer celui-ci dans une communication socialisée.

De nombreux progrès se développent au cours des interactions. Les sollicitations de l'adulte, ses réponses aux gestes faits par l'enfant en différentes occasions, forment un cadre pour l'évolution de la pensée, un « étayage », pour reprendre les termes de Bruner.

Si ces interactions « suffisamment bonnes » se prolongent, elles amèneront l'enfant qui grandit à anticiper les événements à venir par des questions telles que : « qu'est-ce que l'on va faire maintenant ? », « et après la sieste où va-t-on ? », etc., puis à organiser lui-même le futur. Ces compétences seront essentielles pour son développement cognitif en lui permettant de dépasser « l'ici et maintenant ».

Pour conclure, le geste « adieu », geste banal observable chez la plupart des enfants, est une manifestation des différentes structurations qui se mettent en place sur le plan de la construction du réel. Au delà de l'aspect ludique de l'apprentissage dans l'interaction, il s'agit bien pour l'enfant de la mise en œuvre de véritables conduites intelligentes.

8. Situations liées à la nourriture

Les situations liées à la nourriture sont des moments essentiels de la vie du bébé dès la naissance. Au cours des premiers mois, la mère, ou l'adulte qui prend en charge le bébé, s'appuie sur l'expression des pleurs pour évaluer le besoin de nourriture. Peu à peu, le bébé, puis le jeune enfant, déploie des conduites de plus en plus socialisées, de plus en plus proches du langage, non seulement pour demander à manger, mais aussi pour constater l'activité de manger. Ces comportements de communication dépendent du développement cognitif de l'enfant et, en retour, retentissent sur son évolution.

Nous allons d'abord décrire, à partir de nombreuses observations, l'origine des schèmes sociaux liés à la nourriture et leur évolution, puis nous analyserons les diverses capacités cognitives sous-jacentes.

8.1. Origine des schèmes sociaux

Notre recherche s'étant dès le départ orientée vers l'observation des processus de communication intentionnels, ou « comment l'enfant parvient-il à se faire comprendre », nous possédons peu de données sur les premiers mois.

Etienne 0.3.0 : *Il s'agite quand je lui mets le bavoir.*

0.3.14 : *Il reconnaît le biberon et agite bras et jambes quand je le lui montre avant de le donner (même s'il ne pleure pas).*

Le bébé s'appuie sur des indices proprioceptifs (position de la tétée), et olfactifs (odeur du bavoir) qui lui permettent d'anticiper sur le moment même du repas. Ces indices précèdent la reconnaissance visuelle de « l'objet biberon ». Le bébé peut être actif lors de la prise du biberon. C'est le cas d'Etienne qui, de la main,maîtrise le rythme de la tétée.

Etienne 0.3.11 : *Pendant le repas, il pose la main sur le biberon et parfois l'écarte de sa bouche.*

0.3.14 : *Pendant le biberon, il pose les mains dessus ou attrape mes doigts qui le tiennent.*

0.3.22 : *Quand il boit le biberon, il parvient à l'ôter de sa bouche en appuyant dessus, ou en tirant sur ma main qui le tient.*

Cette activité sur le biberon, soit directement, soit sur la main de l'adulte qui le tient, permet l'élaboration d'un lien causal entre la main d'autrui et la prise du biberon.

0.6.7 : *Quand on lui met son bavoir avant de lui donner son biberon, il tire sur notre bras et cherche la main qui est censée tenir le biberon.*

Cette conduite a été décrite par Bates comme une requête du 4e stade : « utiliser la main d'autrui pour atteindre un but ». Les premières observations montrent donc que les bases d'une communication intentionnelle s'installent : reconnaissance à partir de certains indices des situations de repas (bavoir - biberon - position de tétée, etc.), reconnaissance d'une partie du corps d'autrui comme moyen d'obtenir à manger.

La reconnaissance du biberon ou du bavoir est évaluée par l'adulte d'après la réaction d'excitation que manifeste le bébé : agitation des bras et des jambes, grognements. Ce sont des schèmes sociaux semblables qui vont être perçus un peu plus tard comme expression d'une requête.

Mathilde 0.7.3 : *Elle « rugit » pour réclamer ce qu'elle veut manger.*

0.7.13 : *Quand elle a envie de quelque chose (ex : un yaourt),elle remue la main en poussant de petits cris.*

0.8.26 : *Elle « rugit » toujours quand elle réclame un jouet ou de la nourriture.*

Etienne 0.6.21 : *Il reconnaît le petit suisse, le pain et se balance d'avant en arrière en tendant les deux bras.*

Ces schèmes sociaux sont différents de ceux effectués au cours des tout premiers mois car ils sont davantage ritualisés : les pleurs sont devenus « rugissements », l'agitation des bras et des jambes devient balancement du buste avec mouvement des bras, schème social qui va être utilisé longtemps ! Cette ritualisation dépend de l'interprétation de la mère : la maman de Mathilde comprend ces rugissements comme une requête et répond (sans doute) en donnant l'aliment demandé. Les « rugissements » prennent alors une signification dans l'interaction. De même pour les « balancements » d'Etienne. D'autres schèmes sociaux ne sont pas directement issus de l'activité corporelle des premiers mois et se créent au cours des interactions.

Jean 0.9.0 : *Depuis quelques jours, il fait un bruit avec ses lèvres à des moments très variables, par exemple en voyant sa sœur manger une sucette et plusieurs fois alors qu'il est dans sa chaise.*

0.9.18 : *Au moment du repas elle dit souvent [m m] en ouvrant et en fermant la bouche.*

Dans ces observations un schème social, « bruit de bouche », émerge dans les conduites globales de l'enfant et est reconnu comme marquage de l'activité de se nourrir par l'entourage.

Nous nous situons là à l'origine de la communication intentionnelle utilisant une convention, ici, un geste. Celui-ci est d'abord effectué par l'enfant pour doubler son activité, puis il est interprété et verbalisé par l'entourage. Il devient porteur d'une signification. Il s'agit donc d'un schème social tel que nous l'avons défini précédemment : schème puisqu'il s'agit de l'action de l'enfant, social car il prend sens dans l'interaction avec autrui. Il va être utilisé et va évoluer dans diverses situations que nous allons décrire maintenant.

8.2. Evolution des schèmes sociaux

Evoquer les situations liées à la nourriture pourrait laisser penser que nous allons principalement rencontrer des conduites de requête. Mais il n'en est rien. Au contraire, très rapidement, dès leur apparition, les schèmes sociaux conventionnels décrits ci-dessus sont employés comme commentaire de l'activité de manger ; par exemple :

> Pauline 9.20 : *Elle fait [m m] en voyant une brioche, en entendant « on va manger » mais sans intonation de réclamation.*

Comme nous l'avons vu plus haut, Bates et coll. distinguent deux structures recouvrant les intentions de communication de l'enfant au cours de cette période : la déclaration, où l'enfant cherche à partager une information avec autrui, un prototype de cette conduite étant la désignation, et la requête, où l'enfant demande quelque chose à l'adulte. Le terme « commentaire » de l'action définit mieux la première structure que le terme « déclaration » ; c'est donc celui qui sera utilisé désormais. Il est pertinent de distinguer également un troisième ensemble de conduites communicatives, celui des conduites de refus. Elles pourraient être classées dans les requêtes : requête de ne pas effectuer telle ou telle action. Mais leur évolution bien spécifique et leur importance dans le développement cognitif de l'enfant incitent à les étudier séparément.

Nous allons donc suivre l'évolution des schèmes sociaux dans ces trois types de conduite.

8.2.1. Le commentaire de l'action

Le schème social conventionnel est donc d'abord utilisé pour doubler l'action de manger :

a) dans les situations réelles

Jean 0.10.9 : *Il fait [cl cl] en voyant sa sœur manger.*

1.00.06 : *Il fait [cl cl] en regardant sa sœur manger.*

1.00.16 : *[cl cl] en regardant sa sœur à qui je fais manger un gâteau et alors qu'il me voit préparer le repas.*

Etienne 0.8.10 : *Il fait [mm] dans différentes situations : quand il voit quelqu'un manger, quand lui-même est en train de manger.*

0.8.14 : *Il fait [mm] en voyant son frère manger son petit pot de fruits.*

Pauline 10.31 : *Elle répond [mm] alors qu'on lui dit « c'est bon » ; même chose quand je lui dis « tu veux manger ? »*

1.1.2 : *Elle fait [mm] dans le magasin d'alimentation.*

1.2.2 : *Elle mange toute seule et paraît très contente, elle dit [mm] à son père qui la regarde.*

Cette conduite se manifeste dans différentes situations liées à la nourriture : celles où l'enfant mange lui-même, celles où il voit quelqu'un manger, celles où il voit quelque chose qui peut être mangé. L'observation suivante est caractéristique de ce dernier cas :

Pauline 10.15 : *Elle se promène dehors. Elle voit un paquet de cigarettes vide par terre, elle tend la main et fait [mm]. J'interprète « non, ça ne se mange pas ».*

N'ayant pas lieu de connaître cet objet de par son expérience habituelle, peut-être voit-elle une ressemblance avec un paquet de biscuits ? D'autre part, peut-on considérer cette interaction comme une demande d'information ? Elle est interprétée comme telle par la mère qui renseigne alors l'enfant.

Au cours de ces échanges à propos d'un objet et en référence à l'activité de manger, l'enfant acquiert une véritable connaissance du monde qui l'entoure, même si à ce niveau, elle se résume à « cet objet se mange ou ne se mange pas ». Ces interactions participent ainsi à la construction du réel dans lequel évolue l'enfant. L'enfant, par le schème social, effectue le marquage des différents éléments de la situation. Il en reconnaît les diverses caractéristiques : les acteurs de l'action, l'action elle-même, le contexte (lieu-temps), l'objet de l'action (les aliments). Cette capacité se manifeste également dans la requête et le refus. Les messages verbaux jouent un rôle également au cours de ces interactions : ils en font partie. En effet, chaque fois que le geste est exprimé par l'enfant, l'adulte interprète et verbalise : « tu manges », « c'est bon », etc. Ces messages sont alors associés à la situation, et l'expression du schème social attestera de leur compréhension en ou hors contexte :

Pauline 10.12 : *J'essaie de lui dire « on va manger » sans qu'il y ait d'indice qui puisse le lui faire comprendre : pas de réaction. Je lui dis alors la même chose dans la cuisine : elle fait [mm].*

1.0.6 : *Elle fait [mm] en entendant le mot « manger » dans la conversation au moment du repas.*

1.0.12 : *[mm] en réponse à « on va manger ».*

b) Commentaire de l'action de manger dans les situations d'interdit

Ces interactions, autour de l'interdit de mettre à la bouche par exemple, sont nombreuses :

Etienne 0.9.24 : *Il fait [mm] en mettant un morceau de jeu dans la bouche, une autre fois, alors qu'il a pris dans la main un petit objet (je lui enlève alors l'objet).*

1.3.22 : *A l'extérieur, il met des petits cailloux dans la bouche, je me précipite vers lui, il me regarde et fait [mm] puis [hum!] (comme il le fait en mangeant ce qu'il aime).*

Jean 0.10.12 : *Il a attrapé un morceau de papier, il le regarde et fait [cl cl], je lui dis « non, il ne faut pas manger » il le porte à la bouche, je le lui enlève, il rit aux éclats, la même séquence se reproduit plusieurs fois.*

Ces situations d'interdit de mettre à la bouche certains objets se produisent très souvent vers l'âge de 9-11 mois, alors que l'enfant, qui commence à se déplacer à quatre pattes, découvre son environnement d'une façon autonome. La conduite de porter des objets à la bouche est fréquente, et peut mettre l'enfant en danger. C'est d'ailleurs la période au cours de laquelle l'enfant commence à être confronté à des interdits.

Pauline 1.4.17 : *On lui défend de mettre quelque chose à la bouche, elle grogne et dit [no, mm, no].*

Cette dernière observation illustre bien le fruit de l'évolution que nous venons de suivre, et marque les débuts du langage avec combinaison de deux mots. Ici, elle symbolise à la fois l'interdit et l'action de manger.

c) Commentaire de l'action dans le jeu symbolique

Jean 10.18 : *Il fait [cl cl] en voyant sa sœur jouer à la dînette, puis plus tard, alors qu'il est tout seul en manipulant des assiettes de la dînette.*

1.01.20 : *Il fait [cl cl] vigoureusement ; il semble vouloir jouer avec Pauline (qui s'amuse avec sa dînette).*

Etienne 9.20 : *Il ramasse un objet dans son parc (1/2 tonneau du jeu d'emboîtement) et le porte à sa bouche en faisant [mm] 9.21 : Il ramasse une tasse de dînette en la tenant par l'anse, il fait semblant de boire (apparemment). L'entourage interprète « tu bois, c'est bon ? ».*

Pauline 10.16 : *Elle fait [mm] alors qu'elle joue avec une cuillère en la mettant dans la bouche.*

10.19 : *Elle tient son biberon toute seule, je lui dis « tu me donnes à manger ! », elle fait [mm], j'ouvre la bouche, elle me met la tétine dans la bouche en faisant [mm].*

Dans ces situations de jeu symbolique, l'enfant est parfois tout seul : Jean (10.18) . Le schème social construit auparavant dans l'interaction est utilisé au cours de l'action, accompagnant le jeu. Quelques fois, l'adulte est témoin de cette activité et intervient en commentant à son tour l'action : « tu bois », « tu manges », etc. (Pauline 1.0.13, 1.0.20 ; Jean 0.9.21). Il confirme alors le sens que lui donne l'enfant.

Dans le jeu symbolique, l'enfant reconstruit la situation de manger en coordonnant les différentes actions : prendre un bol, le porter à la bouche, chercher une assiette et une cuillère, remuer avec la cuillère, etc.

Comme ces nombreuses observations le montrent, c'est bien là, au cours des situations de commentaire de l'action, que se créent et évoluent les schèmes sociaux conventionnels signifiant l'acte de manger au sein du système adulte - enfant.

Issus de l'action, ces « bruits de bouche » sont interprétés par l'adulte qui, souvent, les imite et verbalise. Nous avons vu que leur expression au cours des interactions contribuait à l'élaboration de connaissances par l'enfant, et donc à la construction du réel.

Très rapidement, le schème qui sert de commentaire est utilisé dans des conduites symboliques, à la place de l'action elle-même. Ainsi, l'enfant annonce à l'adulte son intention de manger le petit objet interdit. Cette capacité d'anticiper l'action est symbolisée par le schème social. Il s'agit encore d'un symbolisme très dépendant de l'ensemble de la situation. Nous retrouvons cette nouvelle compétence dans le jeu symbolique (qui apparaît ici très précocement, à partir de 11 mois) alors que le schème social signifiant l'action de manger donne sens à l'activité symbolique. Le phénomène est encore renforcé par les interventions de l'adulte qui verbalise.

Ces deux types de conduites marquent les prémisses de l'accès à la représentation, même si elles sont encore très liées au contexte.

C'est donc dans ces situations de commentaire que se crée un schème social conventionnel. Il double d'abord l'action et se ritualise lors des interactions. Il est utilisé pour symboliser l'action de manger dans les situations d'interdit ou de jeu symbolique. Parallèlement, il est utilisé dans la requête.

8.2.2. La requête

Depuis sa naissance, le bébé informe son entourage de son besoin d'être nourri, par l'expression de ses pleurs ou de son agitation. Mais la requête intentionnelle de nourriture n'apparaîtra que beaucoup plus tard.

Nous avons déjà décrit l'origine de certains gestes de requête : d'abord manifestations d'excitation de l'enfant voyant le biberon, ces mouvements corporels sont compris par l'adulte, et sont ensuite utilisés de façon intentionnelle par l'enfant pour réclamer (voir Mathilde de 0.7.3, 0.7.13, 0.8.26).

David 7.18 : *Il reconnaît la boîte de gâteaux : en la voyant, il se met à remuer les bras, il réagit de la même façon en voyant les boîtes de lait, et il pousse des cris.*

7.20 : *En voyant à la télévision un enfant en train de manger, il réagit comme s'il voyait son biberon : cris et mouvement des bras.*

Etienne 9.11 : *Quand il veut quelque chose, il le regarde et grogne .*

9.21 : *Pour réclamer il agite maintenant les bras au lieu de se balancer.*

10.10 : *Pour demander quelque chose, il recommence à se balancer et agite les bras, en même temps il hoche la tête en regardant l'objet désiré.*

1.0.10 : *Il demande toujours de la nourriture en regardant nos assiettes tout en se balançant d'avant en arrière*

Pauline 9-21 : *Quand elle veut manger quelque chose elle se balance d'avant en arrière et fronce le nez en reniflant*

Ce style d'expression assez primitif est plus ou moins rapidement accompagné ou remplacé par une communication utilisant les mêmes schèmes sociaux que dans le commentaire de l'action : [m m], [cl cl] par exemple.

Jean 10.10 : *Il fait [cl cl] quand la cuillère de dessert tarde trop et en voyant un petit pot qu'on lui apporte sur la table.*

10.26 : *Il est à peu près l'heure du biberon Depuis un moment il pleure et grogne. Au bout d'un certain temps il fait [cl cl] assez fort. « Tu as faim ? » je lui donne son biberon, ensuite il joue tranquillement.*

Pauline 10.04 : *Quand j'essaie de lui enlever le morceau de gruyère qu'elle est en train de manger, elle fait [m m].*

10.10 : *Pendant que l'on mange, elle tend la main vers la table en faisant le geste de désignation et en faisant [m m].*

10.31 : *A l'heure du repas, elle se dirige à quatre pattes vers la cuisine en faisant [m m].*

11.04 : *Avant midi, elle grogne et fait [m m], elle semble exprimer le désir de manger.*

1.0.03 : *Elle fait [m m] au moment où nous partons chez des amis alors qu'il est l'heure de son repas, et le fait plusieurs fois.*

1.0.18 : *A l'heure du repas, elle s'arrête de jouer et vient vers moi en faisant [m m] ; comme je ne bouge pas elle se met à pleurer et va vers la cuisine.*

1.0.28 : *A l'heure du repas nous sommes chez des voisins, je lui dis « on part » elle fait « adieu » avec la main puis [m m].*

Dans ces trois dernières observations, l'enfant n'est pas dans un contexte de repas (à table, dans la cuisine, etc.).Elle se trouve au salon, chez les voisins. Le seul moyen d'exprimer sa requête est l'utilisation du schème social conventionnel lié à la nourriture. Dans les autres observations, ce schème est accompagné soit d'un déplacement vers la cuisine, lieu où l'on mange, soit du geste de désignation de l'objet convoité.

Le geste de désignation est un autre moyen fréquent d'exprimer la requête.

Jean 1.01.07 : *Pour montrer ce qu'il veut, il tend la main ouverte en criant (pénible !) : par exemple il veut une petite cuillère, il la prend en faisant [cl cl], même chose avec le verre.*

1.01.12 : *Il tend la main vers le placard où sont les gâteaux et dit [caga].*

1.03.14 : *Pour demander à boire, il tend la main vers l'évier.*

1.03.16 : *Je suis au salon, il vient me prendre la main et m'emmène à la cuisine. Il me montre alors l'évier. Je lui donne à boire, il est satisfait.*

1.03.26 : *Il demande du pain en le montrant et dit [pin].*

Etienne 11.10 : *A table, il veut un fruit et comme je ne fais pas assez attention à lui, il attrape d'une main ma manche et me secoue le bras et de l'autre désigne du doigt le fruit.*

Le geste de désignation occupe une place importante dans les travaux consacrés à la genèse de la représentation, et nous reviendrons sur cet aspect des interactions. En effet, le geste est fréquemment utilisé dans diverses fonctions, mais aussi sous différentes formes. Nous voyons ici Jean désigner ce qu'il veut par un geste de la main, paume ouverte (Jean 1.01.07) ; par ailleurs, il utilise le geste de désignation de l'index dans d'autres circonstances pour montrer quelque chose qui l'intéresse. Pour lui, requête et partage de son « objet d'intérêt » avec autrui sont différenciés et ne sont pas symbolisés par le même geste.

Le geste est souvent accompagné d'un autre, balancement (chez Etienne par exemple), d'un schème social conventionnel ([m m] [cl cl]), de pleurs, de vocalisations, qui, à partir d'un certain niveau de développement, sont les premiers mots, par exemple : [pin] pour Jean (1.03.14).

Mais parfois l'objet désiré n'est pas visible, l'enfant est alors capable de montrer le lieu où il est rangé : le placard à gâteaux (Jean 1.01.12), l'évier pour demander à boire (Jean 1.03.14).

Dans d'autres situations, l'adulte est absent ou inattentif. L'enfant le sollicite (Etienne 0.11.10) ou va le chercher (Jean 1.03.16 ; Pauline 1.00.18). Parfois, les moyens employés ne sont pas adéquats et ne permettent pas à l'adulte de comprendre l'enfant.

> Adrien 1.1.0 : *Pour demander quelque chose, il prend la main de l'adulte mais sans désigner ce qu'il veut. Il faut alors deviner en lui proposant ce qui est posé sur la table.*
>
> François 1.1.23 : *Chez la nourrice, François va vers le meuble où sont rangés les gâteaux en disant [hé hé], personne ne comprend, il va alors chercher sa nourrice, la prend par la main et l'amène devant le meuble. Elle devine alors ce qu'il veut.*

Adrien a compris qu'il pouvait utiliser l'adulte, mais n'a pas encore acquis la conduite de désignation.

François, incompris par les personnes présentes, est obligé d'aller chercher ailleurs la personne compétente (sa nourrice) pour obtenir ce qu'il désire.

L'observation ponctuelle d'autres enfants montre la diversité des schèmes employés : pendant plusieurs mois, Amaury souffle par la bouche pour réclamer à boire, Thomas frappe sa joue avec son doigt pour demander un gâteau.

Dans la description de ces conduites de requête, nous avons suivi la mise en place de différents schèmes sociaux plus ou moins conventionnels. « Demander quelque chose à quelqu'un », c'est d'abord être capable d'utiliser autrui pour atteindre un but. Cette compétence nous renvoie au niveau de causalité de l'enfant.

En effet, Piaget ainsi que d'autres auteurs à sa suite (Bates, Harding et Golinkoff) montrent que de véritables conduites de requête intentionnelles, dirigées vers l'adulte apparaissent vers l'âge de 9 mois et correspondent au 5e sous stade sensori-moteur.

Auparavant, les conduites que nous avons qualifiées de primitives (rugissement, balancement du buste, des bras, etc.) sont issues de l'activité corporelle globale de l'enfant et sont interprétées par l'adulte présent comme un désir de l'enfant dirigé vers la nourriture visible.

Lorque l'adulte donne une réponse à ces conduites en nourrissant l'enfant,celui-ci peut faire le lien entre son activité et le fait d'être nourri sans prendre conscience du rôle joué par l'adulte. Il s'agit alors ici de ce que Piaget a appelé une « causalité par efficace ».

En ce qui concerne le concept d'intentionalité, à ce niveau, nous pouvons parler d'intentionalité par efficace non-dirigée vers l'adulte. La création des schèmes sociaux correspond à l'apparition d'une intentionalité dirigée vers l'adulte considéré comme un agent possible de l'action. « Le faire agir » implique « communiquer avec lui ».

Il y a donc différents niveaux d'intentionalité interdépendants des niveaux de causalité.

Autre élément du développement cognitif impliqué dans ces observations, la fonction symbolique se manifeste dans l'exercice de ces schèmes sociaux.

Ainsi certains schèmes sont effectués en dehors de tout contexte lié à la nourriture. Si le symbole permet de représenter un objet ou un événement en son absence, le schème social [mm] qui permet à Pauline d'évoquer l'action de manger à l'heure du repas en dehors de tout préparatifs, a bien une valeur symbolique. Cette décontextualisation du schème social correspondra à une nécessité de la situation qui amène l'enfant à se situer sur un plan symbolique.

De même le geste de désignation considéré par de nombreux auteurs (Vigotsky, Bruner, Werner et Kaplan) comme un des processus de l'accès à la représentation suit une évolution qui va de la désignation à la dénomination et joue lui aussi effectivement un rôle de symbole.

Dans un premier temps, certains enfants tendent la main ouverte vers l'objet avec parfois un mouvement d'ouverture et de fermeture. C'est ce schème qui est compris par l'entourage, et qui est ensuite utilisé couramment au cours des interactions. Pour d'autres, c'est le geste de l'index qui remplit la fonction de requête ; ce schème est accompagné souvent, soit de gestes conventionnels analysés ci-dessus, soit de pleurs, grognements ou vocalisations. Au fil du développement, ces vocalisations deviennent peu à peu les premiers mots : [caga] pour « gâteau » (Jean 1.01.12), [pin] pour « pain » (Jean 1.03.26). L'enfant accède à l'activité de dénomination, dernière étape de la référence, décrite par Bruner, qui commence avec la désignation. Cette évolution, que Bruner décrit dans les « routines de découverte » où l'enfant et l'adulte désignent alternativement les objets, se déroule aussi dans les situations de requête.

Lorsque l'objet est invisible, l'enfant se retrouve devant un cas particulier de la désignation.

Par exemple, des gâteaux sont dans le placard. Pour les demander, l'enfant désigne l'endroit où ils sont rangés. Cette conduite montre d'une part les progrès dans l'acquisition de la permanence de l'objet, et d'autre part, parallèlement, un début de maîtrise de la symbolisation : le geste de désignation vers l'objet caché symbolisant ce dernier.

De la même façon, l'enfant désigne l'évier pour demander à boire, ou va vers la cuisine quand il a faim. L'enfant montre ainsi qu'il reconnaît et est capable de reconstruire la situation au cours de laquelle l'adulte lui donne à boire ou à manger.

François (1.1.23.), dans une situation de ce type, n'est pas compris par les personnes présentes. Il est capable alors d'aller chercher un adulte « compétent », sa nourrice. Lorsque l'adulte n'est pas présent lors de la désignation, l'enfant va le chercher et l'emmène à la cuisine, vers le placard, etc. (Pauline 1.00.18, Jean 1.03.16). Ces conduites complexes incluant un déplacement, la sollicitation de l'adulte comme moyen d'atteindre un but et l'expression d'un geste conventionnel, marquent de réels progrès sur le plan de la causalité, qui peu à peu évolue vers la représentation. Les repérages dans l'espace (entre les différents lieux), la recherche de l'objet absent, l'expression d'un geste symbolique pour l'obtenir sont autant de compétences nouvelles.

De plus, la coordination des différentes actions qui permettent d'obtenir de la nourriture (se déplacer, aller chercher l'adulte, désigner le lieu où est situé l'objet désiré, etc.) constitue un véritable raisonnement en action, où l'enfant anticipe et ordonne ses actions. Il s'agit d'abstractions réfléchissantes sensori-motrices. Ceci atteste de la mise en place de l'opérativité.

8.2.3. Le refus

Pour certains auteurs, le refus de la nourriture serait à l'origine du geste « non ». Nous étudierons plus particulièrement l'emploi de ce geste dans une autre partie : « situations de refus ou d'acceptation », et nous verrons le rôle des situations liées à la nourriture par rapport à l'expression du geste « non ». Ici, nous allons d'abord décrire ces conduites de refus, puis les analyser en les comparant aux deux autres types de communication ci-dessus : commentaire de l'action et requête.

> Jean 10.23 : *Plusieurs fois, il refuse de manger en détournant la tête.*
>
> 11.14 : *Il secoue la tête quand je le fais boire après quelques gorgées, j'interprète « non, tu n'en veux plus ? ».*

11.20 : *Il recommence à dire « non » en refusant de manger ce que j'ai mis dans son assiette avant même que je présente la cuillère.*

1.0.0 : *Plusieurs fois, il refuse de manger en détournant la tête et en faisant « non ».*

Pauline 9.23 : *Elle refuse la cuillère en tournant la tête ou en l'écartant avec la main.*

9.23 : *Le geste de refus est de plus en plus systématique. Elle sait ce qu'elle veut, et elle sait l'exprimer. Elle recule la tête en la détournant. Elle ne le fait plus seulement pour la nourriture mais aussi pour les objets.*

9.26 : *Elle fait le geste « non » de la tête pour refuser la cuillère.*

10.02 : *Le geste « non » n'apparaît plus, quand elle ne veut pas quelque chose elle l'écarte avec la main.*

10.06 : *Réapparition du geste « non » quand elle ne veut plus manger.*

David 10.05 : *Il ne veut pas finir sa purée, il secoue la tête comme s'il disait « non ».*

Cette dernière observation illustre bien les premières apparitions du geste « non » : pour la mère, il lui « semble « que son fils « dit non ». Comme pour Jean et Pauline, la mère interprète le geste de son enfant comme un refus. Et, en même temps, elle verbalise « non, tu n'en veux plus » et sans doute (les observations ne le précisent pas), elle imite le geste « non » de la tête. Sans doute aussi, arrête-t-elle son geste de présenter la cuillère. Même si elle continue de le nourrir, elle insistera en lui parlant « si, si il faut finir ». Dans les deux cas, le geste de l'enfant aura été compris, aura pris une signification. Très rapidement d'ailleurs, le geste « non » de la tête est utilisé pour refuser dans des situations autres que celles liées à la nourriture. L'hypothèse de l'origine du geste « non » dans l'opposition à la nourriture serait ici confirmée. Mais le refus peut s'exprimer autrement :

Etienne 7.15 : *A table, à plusieurs reprises, il ferme les yeux. Je repère qu'il fait cela lorsqu'il ne veut plus manger.*

7.19 : *Il continue de fermer les yeux pour refuser ce qu'on lui propose. Si on insiste il se cache la figure dans les mains.*

7.27 : *Il ferme les yeux chaque fois que j'approche la cuillère, au début du repas ; il les ouvre à nouveau si, après avoir goûté, la nourriture lui convient.*

8.23 : *Il refuse encore la cuillère ou un morceau de pain en fermant les yeux mais de plus il baisse la tête et la détourne légèrement.*

Cette longue observation marque bien les difficultés de la mise en place de la communication. Le geste qui est utilisé au départ pour refuser est inhabituel : « fermer les yeux ». Pourquoi l'enfant utilise-t-il celui-ci ? Cherche-t-il ainsi à faire disparaître la nourriture ? Confond-il le geste de fermer les yeux avec celui de fermer la bouche ? Quelle que soit sa motivation première, ce qui est important dans l'interaction, c'est le fait que le geste soit compris par l'entourage, qui réagit alors en fonction de ce qui lui paraît être exprimé. Le geste prend ainsi sa signification et devient un schème social exprimant le refus.

Ainsi, l'origine du geste « non » dans le refus de nourriture se situe surtout dans l'interprétation qu'en donne l'adulte. Etienne, au bout d'un certain temps, s'approprie lui aussi le geste « non » de la tête.

Comme nous le verrons dans l'analyse du geste « non », l'enfant découvre qu'il possède un pouvoir sur l'adulte. Il refuse les actes désagréables que celui-ci lui inflige : la nourriture quand il n'a pas faim, le gant de toilette sur le visage, le pull à enfiler par la tête, etc. Il peut aussi exprimer un choix : en effectuant le geste « non » pour ce qu'on lui propose et en désignant ou en acceptant un autre objet :

> Etienne 1.3.16 : *A table il répond d'une façon adéquate par « oui » et par « non » de la tête pour exprimer ce qu'il veut.*
>
> David 10.13 : *Quand il mange, il montre bien ce qu'il veut : il refuse la cuillère de purée et montre son verre avec l'index.*
>
> Jean 1.02.11 : *Il refuse un gâteau que je lui donne et tend la main vers le placard où sont rangées les cracottes.*
>
> 1.05.27 : *[no] et le geste « non » d'une part, le geste « oui » ou le geste [mm] sont maintenant couramment utilisés dans des situations adéquates. Je me guide sur leur expression pour savoir ce que Jean désire : « tu veux manger », « tu veux boire », etc.*

La première capacité que maîtrise l'enfant pour exprimer un choix est le geste « non », accompagné du geste de désignation pour montrer ce qu'il désire. Ceci est possible lorsque l'enfant est en présence des objets proposés ou convoités. Comme nous l'avons vu dans la requête, l'enfant doit utiliser d'autres moyens de communication lorsqu'il n'est pas dans le contexte du repas (par exemple), ces autres moyens pourraient être la dénomination.

> Pauline 1.00.22 : *Je me fie à l'expression du geste « non » en réponse à mes questions pour apprécier ce qu'elle veut : « tu veux manger », « tu veux boire », « aller dehors », etc., question qu'elle comprend.*

Une étape est franchie ici dans le processus d'appropriation du langage, lorsque, hors contexte, un enfant est capable de répondre par « oui » ou par « non » à un message verbal qu'il comprend.

Encore une fois, ces observations illustrent l'étroite interdépendance du comportement de l'enfant et de celui de l'adulte au cours du développement. L'enfant, grâce au progrès de la causalité, prend conscience des possibilités qui lui sont offertes par la maîtrise d'une communication conventionnelle, comme par le pouvoir immense du refus et du choix, à travers lequel il peut s'affirmer comme personne autonome.

Les observations montrent également combien, il est important, pour l'adulte que l'enfant soit capable d'exprimer ses besoins. Il ne peut plus se contenter des pleurs du nouveau-né qui permettent d'évaluer sa faim ou son inconfort. Peu à peu, par ses questions et par la signification qu'il donne aux réponses de l'enfant, il l'amène à expliciter ce qu'il veut d'une façon de plus en plus précise. Les compétences maternelles, et de l'adulte en général, se manifestent tout à fait ici : par l'interprétation incessante, et parfois difficile des conduites communicatives de l'enfant dans le refus, qui passe du geste d'écarter la cuillère à l'emploi du mot « non » en réponse aux messages verbaux.

8.3. Les processus cognitifs

L'observation minutieuse des situations d'interaction liées à la nourriture nous renvoie à diverses facettes du développement cognitif.

Il faut garder très présent à l'esprit que tout se joue au cours des échanges, et que nous observons un système adulte - enfant. Ce n'est pas l'adulte qui « enseigne » les schèmes sociaux à l'enfant, ce n'est pas l'enfant seul qui les met en œuvre. La mise en place de la communication conventionnelle se passe dans le *cadre de ce système, avec des interrelations constantes* entre les interprétations de l'adulte et la prise de conscience par l'enfant de l'effet de ses gestes. Ceci est vrai dès l'origine, et illustre le modèle de l'épigénèse interactionnelle de J. Cosnier.

De même il y a une interdépendance constante entre les capacités cognitives *qui permettent à l'enfant de s'approprier le code*, et le retentissement de son utilisation sur le développement cognitif.

En tenant compte de ce dynamisme, nous allons essayer de détailler les éléments cognitifs mis en jeux.

8.3.1. Sur le plan du symbolisme

D'abord, le geste double l'action, même s'il ne s'agit pas encore d'une volonté de communication de la part de l'enfant, l'adulte présent donne un sens au geste. Très rapidement, il est utilisé pour symboliser l'action de manger dans les situations d'interdit, de jeu symbolique comme commentaire de l'action, dans la requête, pour demander un aliment présent puis absent. Le geste est transposé dans différentes situations de moins en moins contextualisées. Ceci est sans doute possible grâce aux verbalisations et interprétations de l'adulte, qui « confirment » l'enfant.

8.3.2. Sur le plan de l'opérativité sensori-motrice

Cette capacité de symboliser l'activité de manger dans différents contextes marque la prise de conscience par l'enfant de ses actions. Ainsi se construit parallèlement l'opérativité sensori-motrice.
Nous avons souligné l'existence d'abstractions réfléchissantes lors de certaines requêtes : l'enfant coordonne ses actions pour atteindre un but. De même dans le jeu symbolique, il reconstruit la situation de nourriture à partir de différents éléments. Cette réorganisation au plan de la représentation est également une abstraction réfléchissante. En effet, elle correspond à la définition qu'en donne Piaget, à savoir, le transfert à un niveau supérieur d'une élaboration.

8.3.3. Sur le plan de la construction du réel

L'enfant, peu à peu, reconnaît les différents éléments des situations liées à la nourriture : d'abord, le biberon, puis la main de l'adulte qui le tient, puis l'adulte lui-même. Il se repère dans les lieux (la cuisine), les objets (la brioche, la boîte de lait) puis ensuite ces même objets dans un autre contexte (le magasin d'alimentation, le paquet de cigarettes). Chaque fois qu'il effectue un schème social, l'adulte présent confirme ou infirme : « oui, c'est un gâteau » ou « non, ça ne se mange pas ». Il repère ainsi le moment du repas, avec l'adulte qui s'active dans la cuisine. Puis les repérages temporels se feront dans des situations de plus en plus décontextualisées. De même, les objets non visibles sont recherchés à leur place habituelle (désignée dans la requête par exemple) : le placard pour les gâteaux, l'évier pour boire. L'objet est constitué, il a acquis une permanence.

8.3.4. Sur le plan de la causalité

Nous pouvons suivre pas à pas les progrès de la causalité avec l'évolution des conduites de requête. Les plus « primitives », rugissements, balancements du buste, sont comprises par l'adulte qui verbalise et agit. L'enfant prend conscience de l'efficacité de son geste même sans encore reconnaître l'adulte comme un moyen d'obtenir quelque chose. Avec l'emploi de gestes conventionnels comme le geste de désignation, celui-ci est vraiment considéré comme un interlocuteur à qui l'on peut demander quelque chose. Cette élaboration permet l'expression de conduites de requête plus complexes où, par exemple, l'enfant va chercher la personne compétente, l'amène à la cuisine et désigne l'évier pour obtenir à boire.

Ces enchaînements d'actions montrent les progrès sur le plan de la causalité, mais aussi de la construction de l'espace et de l'objet.

Les expressions de refus présentent les mêmes caractéristiques : utilisation d'un certain geste, interprétation par l'adulte, prise de conscience par l'enfant de l'effet de ce geste. Ainsi se créent des conduites de refus plus ou moins socialisées. Au cours de ces échanges fréquents avec l'adulte en situation de repas (ou autres), l'enfant comprend certains messages verbaux ; la communication peut alors devenir de plus en plus décontextualisée, et se dérouler sur un plan uniquement verbal, et donc symbolique.

8.4. Conclusion

Les situations décrites dans ce chapitre renvoient à un aspect important du développement de l'enfant qui est celui de l'oralité. Depuis sa naissance, l'enfant éprouve le plaisir de sucer, de manger. La littérature psychanalytique montre que cette oralité qui s'origine dans les premières situations de nourrissage s'étend peu à peu à toute la sphère orale, et par le biais des échanges avec la mère, au langage. Ici, nous explorons les aspects cognitifs de cette évolution vers le langage. Le plaisir vécu par le bébé dans ces expériences relatives à l'alimentation jouera un rôle important dans son désir de communiquer avec autrui.

Les enfants qui ont été observés produisent les premières conduites de communication socialisées, les schèmes sociaux, dans ce contexte. Ceci confirme la place considérable des situations relatives à la nourriture, non seulement dans le développement affectif de l'enfant, mais également dans la mise en place des processus cognitifs.

9. Situations de refus et d'acceptation

Certaines situations de refus et d'acceptation ont déjà été abordées dans la partie consacrée à l'analyse des observations relatives à la nourriture. Elles seront reprises rapidement pour les situer par rapport à l'ensemble des conduites de refus de l'enfant.

Le « non » exprimant le refus est également très lié au « non » signifiant l'interdit, dans de nombreuses langues, le mot « non » et le geste « non » ont une double fonction, ils sont aussi bien utilisés pour interdire quelque chose (« non ne fais pas ça ») que pour refuser (« non, je n'en veux plus »). En revanche, en japonais, chacune de ces fonctions est symbolisée par un mot différent, « damé » pour l'interdiction, « iié » pour le refus.

Dans notre culture, le mot « non » est donc porteur de plusieurs fonctions. Comment l'enfant s'approprie-t-il et différencie-t-il ces significations ? C'est ce que nous nous proposons d'analyser à partir des observations de conduites de refus. Les conduites d'acceptation ritualisées apparaissent plus tardivement, étant moins nécessaires.

En effet, lorsque l'on donne un objet à un enfant, s'il l'accepte, il va tendre la main et le prendre. Dans le cas contraire, pour marquer son refus, il va être obligé de l'exprimer dans son comportement : ne pas prendre l'objet est insuffisant, il pourra soit grogner, soit détourner la tête, dire « non », etc., c'est-à-dire utiliser un certain rituel conventionnel. La description, puis l'analyse de l'origine de ces deux conduites complémentaires (refus et acceptation), et leur évolution permettra d'éclairer les processus cognitifs sous-jacents.

9.1. Expression du refus ritualisé : l'origine

Dans la partie consacrée aux situations liées à la nourriture, nous avons décrit longuement les conduites de refus. En effet, dans les observations recueillies, la plupart des premières manifestations du refus apparaissent au cours des repas. Le refus de se nourrir est un comportement qui peut exister dès les premières heures de la vie du bébé. Il n'est pas surprenant que sur le plan de l'intentionalité, il en soit de même, et que les premiers comportements intentionnels de refus soient liés aux situations de nourriture.

Nous avons observé le rôle très important de l'interprétation donnée par l'adulte : ainsi, pour Etienne (7.16, 7.19, 7.27), le geste de détourner la tête prend une signification, de même que celui de fermer les yeux. L'adulte qui a interprété comme tel le refus, cesse son geste : nourrir l'enfant. Ce dernier va prendre alors conscience de l'efficacité de son acte et l'utiliser à nouveau dans d'autres situations pour refuser. Ainsi des schèmes sociaux de plus en plus ritualisés se créent, avec le plus souvent, emploi du geste « non ».

Parallèlement, des échanges se déroulent où l'enfant imite le geste « non ».

> David 10.21 : *Je lui demande « comment est-ce qu'on fait « non » ? (« Je ne veux pas » en japonais) il le fait en riant mais il ne comprend pas encore ce que cela veut dire. Pour le moment, il s'amuse en faisant le geste.*
>
> Etienne 10.20 : *Il secoue la tête comme pour dire « non » alors qu'il est dans sa chaise. Cela n'a aucun rapport avec un refus mais je lui dis « non » en secouant moi aussi la tête.*
>
> 10.22 : *Il fait souvent le geste de secouer la tête surtout quand on lui parle. Chaque fois, nous interprétons « tu dis non » et nous imitons son geste.*
>
> Jean 11.28 : *Le geste « non » est surtout fait par jeu, il secoue la tête en imitant sa sœur qui fait le geste. Pourtant, il refuse souvent de manger en détournant la tête et ne fait plus le geste.*

Le geste, ici, est effectué en imitation directe de l'entourage, sans signification, ni de refus, ni d'interdit. Mais l'enfant peut aussi faire le lien (comme dans toute imitation) entre son geste, celui de l'adulte produit en miroir et le mot « non » énoncé par ce dernier. Il s'agit donc de l'exercice formel, et non fonctionnel, du schème social qui permet de soutenir son acquisition. Ainsi, à travers le refus de nourriture et l'imitation, l'enfant maîtrise la capacité d'exprimer intentionnellement le refus sous une forme plus ou moins ritualisée et socialisée.

9.2. Expression du refus : l'évolution

Très rapidement, le schème social apparu dans les situations de refus de nourriture se généralise à de nombreuses autres situations.

9.2.1. Le refus d'effectuer une action

Pauline 9.27 : *Je lui demande « donne-moi la clé » elle secoue la tête comme pour dire « non ».*

La généralisation du geste pour Pauline a été très rapide : elle s'est effectuée en quelques jours. L'adulte n'attribue donc pas encore une signification certaine au geste : « comme pour dire non », mais celle-ci se confirmera rapidement dans les jours suivants.

Etienne 11.10 : *Son père lui dit « donne-moi ça » en lui montrant un objet qu'il tient dans la main, il fait « non » avec la tête. L'entourage interprète « non, tu ne veux pas donner », la séquence se reproduit à plusieurs reprises.*

Ce refus qui se généralise à d'autres situations que la nourriture, donne donc toujours lieu à des interprétations. L'entourage n'est pas certain du sens donné à ce geste par l'enfant dans cette nouvelle situation.

9.2.2. Le refus de cesser une action

François 1.0.23 : *Dans le bain, je lui tends les bras pour le sortir de l'eau, il secoue la tête de gauche à droite en grognant.*

Jean 1.0.0 : *Il fait « non » quand je lui tends les bras en lui disant « tu viens ? » alors qu'il est dans son bain. Un moment après, alors que je suis loin de lui, je lui dis « tu viens ? » sans tendre les bras, il fait à nouveau le geste « non ».*

Etienne 10.19 : *Il est en train de fouiller dans un carton (activité qui semble le passionner), je lui tends les bras en disant « tu viens ? » il secoue la tête en se détournant. J'interprète : « non, tu ne veux pas venir, non ».*

11.9 : *Il est assis et joue, je veux l'habiller. Je lui montre sa salopette et lui tends les bras en disant « tu viens ? » ; il secoue la tête (geste non), je ris et recommence, la même séquence se reproduit plusieurs fois.*

1.1.23 : *Sa sœur l'a installé dans la poussette de poupée, ce qui lui plaît beaucoup. Je lui tends les bras pour le prendre, il fait « non » avec la tête puis fait le geste « adieu ».*

Pour Etienne 10.19, il s'agit des premières apparitions du geste « non » (rappelons qu'auparavant il refusait en fermant les yeux). Là encore, l'adulte qui observe n'est pas vraiment sûr qu'il y ait production du véritable geste « non » de la tête, mais il l'interprète comme tel, et le verbalise. Le geste prend alors un sens dans l'interaction. Un peu plus tard (Etienne 11.19), le geste est d'emblée considéré comme étant le geste conventionnel et social symbolisant le refus, car il est employé dans d'autres situations par Etienne, souvent en imitation de l'entourage, sans être porteur de signification (ci-dessus Etienne 10.20, 10.22). Ici, il est tout à fait signifiant. Etienne emploie ce symbole pour refuser de quitter son jeu. La mère a conscience de cette nouvelle capacité et l'incite à répéter sa conduite.

De même, Jean répond en utilisant le geste « non » à la sollicitation de l'adulte. Pour ce dernier, dans ces deux situations, l'enfant apparaît soudain comme étant capable de s'exprimer grâce à un mode proche du langage, le geste « non » étant très socialisé. Il en est heureux et cherche à faire reproduire ces conduites. Ce plaisir de voir entrer l'enfant dans un code social est un élément important du rôle joué par l'adulte au cours des interactions. Nous retrouvons ce souci d'amener l'enfant à une maîtrise du langage, lorsque l'adulte propose à nouveau le message verbal (dans l'observation Jean 1.0.0), sans l'accompagner du geste. L'échange se situe alors uniquement sur un mode symbolique et Jean répond de nouveau par le geste « non » comme s'il avait compris le message de sa mère.

Etienne 1.1.23 associe au geste « non » le geste « adieu », qui signifie par ailleurs le déplacement (voir situations de départ - séparation). Il exprime symboliquement son refus de quitter la poussette et son intention de continuer à se promener.

9.2.3. Le refus de subir une action

A cet âge, l'enfant est amené à subir un certain nombre de soins ou d'obligations qui lui sont désagréables. Tout petit, il réagit par des pleurs, des gestes globaux d'évitement, des mouvements de la main pour écarter l'objet qui le gène. Vers 10 mois, l'enfant transfère le geste de refus, utilisé vis-à-vis de la nourriture, pour s'opposer à ces actions inopportunes que l'adulte lui fait subir :

> Etienne 8.27 : *Il ferme les yeux pour refuser le mouchoir quand j'essaie de le moucher. Il le fait également en manipulant lui-même le mouchoir.*

Nous avons observé précédemment Etienne (7.16 ; 7.19 ; 7.27) qui exprime le refus en fermant les yeux. Ce geste s'est créé dans l'interaction, par l'interprétation de l'entourage lors du refus de nourriture, et est ici généralisé au refus d'être mouché. Le fait que ce geste soit particulier et individuel met en évidence qu'il s'agit effectivement du transfert d'un geste signifiant, d'une certaine situation à une autre.

Un peu plus tard, le geste de fermer les yeux est remplacé par celui plus socialisé, de secouer la tête :

Etienne 1.00.10 : *Il fait le geste « non » quand sa sœur s'approche de lui pour le câliner.*

1.00.23 : *Il fait souvent le geste « non » pour refuser les câlineries répétées de son frère et de sa sœur. En même temps, il vocalise sur un ton de colère (très vexant pour eux !)*

Etienne, petit dernier, se défend de ses aînés un peu trop envahissants à son goût. Le geste « non » est opposé à l'intention d'autrui d'effectuer l'action, avant même que l'action soit réalisée.

Jean 1.00.2 : *Chez le médecin, il fait le geste « non » pendant qu'il l'examine.*

1.00.5 : *Il fait « non » quand son grand-père lui tend les bras.*

1.1.8 : *Il fait « non » alors que sa sœur essaie de lui enfiler un collier.*

1.2.20 : *Il fait le geste « non » de la tête quand on lui impose quelque chose qui ne lui plaît pas : se laver le visage, se changer, etc.*

François 1.00.14 : *Chez ses grands-parents : son grand-père veut le prendre, il secoue la tête pour dire « non » en grognant.*

Pauline 9.26 : *Elle fait « non » avec la tête quand je veux lui enfiler un pull.*

10.08 : *Dans une famille qu'elle connaît peu, elle refuse d'aller dans les bras d'une personne en faisant le geste « non ».*

10.09 : *Quand sa grand-mère veut l'embrasser avant la nuit, elle fait « non » et l'écarte violemment avec la main. Elle se fait disputer, elle penche alors la tête vers elle pour faire un câlin.*

Là encore, le geste « non » est fréquemment utilisé en opposition à une intention d'action : lorsque l'adulte tend les bras, veut prendre quelque chose à l'enfant (mais ne l'a pas encore pris), veut l'embrasser, etc. Ceci montre sa capacité à anticiper l'action d'autrui. Sur quels indices se fonde cette anticipation ? Il semble qu'elle s'appuie sur certaines conduites ritualisées de l'adulte : le geste de tendre les bras, de pencher la tête pour embrasser l'enfant en sont deux exemples.

Chez le médecin, le geste est effectué pendant l'examen. A la séance suivante, il est possible que Jean fasse le geste « non » dès que le médecin s'approchera, la situation étant alors mieux connue. Cette capacité d'anticipation témoigne d'une connaissance du réel, et en particulier de l'activité d'autrui et de ses conséquences pour l'enfant.

9.2.4. Le refus en réponse à un message verbal

Pauline 11.5 : *Elle répond « non » quand je lui dis « tu veux manger ? ». Mais il s'agit peut-être d'une coïncidence.*

11.9 : *Elle répond « non » en réponse à « tu me fais un câlin ? », au retour d'une journée chez ses grands-parents.*

Etienne 11.23 : *Je lui dis « on va faire dodo » en lui tendant les bras, il dit [ne ne] en détournant la tête, je répète « non, tu ne veux pas faire dodo ! ».*

Jean 1.3.3 : *Le geste « non » est fait en réponse à certains messages verbaux : « tu viens ? », « tu sors de l'eau ? », etc.*

Ces situations renvoient au délicat problème de la compréhension du langage par l'enfant, et de l'indépendance de la compréhension par rapport au contexte. En effet, pour Pauline 11.5, si l'échange se déroule à la cuisine, le sens de la question sera plus facile à appréhender. De même, la demande de « câlins » s'accompagne peut-être du geste d'approcher son visage de l'enfant.

Quel que soit le niveau de compréhension de l'enfant par rapport aux messages verbaux, ce qui importe ici c'est que les interactions se situent sur un plan symbolique. L'adulte, peu à peu, commence à faire des propositions verbales à l'enfant en s'attendant à être compris. En effet, depuis sa naissance, l'adulte parle au bébé, pose des questions, commente ses actions ; mais maintenant, il attend réellement une réponse de l'enfant. Pour cela, il s'appuie sur les capacités de compréhension du langage en cours d'élaboration et la toute nouvelle utilisation par l'enfant du geste « non » employé dans les différentes situations décrites ci-dessus. Là encore, l'adulte s'adapte aux compétences de l'enfant, ce qui permet à ce dernier d'entrer un peu plus tard dans la maîtrise du langage au cours de ces échanges.

9.2.5. Refus et jeu symbolique

Pauline 10.22 : *Elle tend son nounours, je lui dis : « tu me le donnes ? » Au moment où j'avance la main, elle retire le nounours en faisant « non » et en souriant.*

12.26 : *Elle joue avec son arrière grand-mère : elle lui tend un objet puis le retire en faisant « non » de la tête et en riant.*

1.0.17 : *Nombreux jeux avec le geste « non » : elle tend un objet puis quand on veut le prendre, elle fait »non ».*

1.1.16 : *Beaucoup de jeux où elle fait exprès de ne pas faire ce qu'on lui demande. En particulier quand je lui dis « viens », elle fait « non » puis part en courant et en riant dans l'autre sens.*

Ce type d'échange ludique est fréquent chez tous les enfants. Dans ces exemples, Pauline interagit avec l'adulte en utilisant un geste créé auparavant dans diverses situations de refus. Le but de son activité de communication, ici, est le plaisir des échanges sociaux et l'exercice formel du schème gestuel. Le « non » avec mouvement de la tête a pris une signification lors de situations antérieures. Maintenant, l'enfant l'effectue d'une façon plutôt formelle. Les moments de jeu, qui ont été beaucoup observés (Bruner) auraient donc pour fonction de « s'exercer » à la pratique de la communication. « Le jeu a pour effet d'attirer l'attention de l'enfant sur la communication en elle-même et sur la structure des actes dans lesquels intervient la communication » Bruner 1983 (p. 223). L'adulte entre avec plaisir dans ces jeux où l'enfant exerce sa maîtrise du code social gestuel, et les encourage.

9.2.6. Cas particulier : les refus non ritualisés

L'enfant exprime ainsi son refus d'une façon ritualisée dans des situations variées et à des niveaux de communication de plus en plus symboliques : en réponse à des propositions verbales par exemple. Mais cette évolution n'est pas toujours aussi régulière, et parfois, l'enfant revient à un mode d'expression plus primitif.

Etienne 11.10 : *Il ne fait plus jamais le geste « non » (secouer la tête) pour refuser la nourriture, il continue de détourner la tête et d'écarter la cuillère avec sa main.*

Dans de nombreuses observations, les enfants exprimant le refus par le schème social de secouer la tête en réponse à des messages verbaux, reviennent dans certaines situations à une expression beaucoup plus primitive, comme celle d'écarter la cuillère avec la main. Tout se passe comme si, dans des situations où les échanges ont lieu à un niveau symbolique (verbal en particulier), l'enfant utilise le geste « non », alors que pour des situations où la proposition se fait « en acte » (repas par exemple), il fait l'économie d'une expression conventionnelle pour revenir à un mode primitif de refus.

Si cette hypothèse est vraie, cela signifierait que plus l'adulte sollicite l'enfant sur un mode symbolique (adapté à ses compétences), plus ce dernier répondra sur un mode de même niveau.

Pauline 1.0.9 : *Le « non » est maintenant surtout utilisé pour exprimer quelque chose que j'ai interdit et non plus pour refuser. Elle le fait en tournant la tête ou en écartant avec la main.*

Pauline utilisait ce geste auparavant pour refuser depuis l'âge de 10 mois à peu près (ci-dessus Pauline 9.26, 10.8, 10.10, etc.).

Jean 1.00.16 : *Plus de geste « non » pour refuser, maintenant il détourne la tête. Il fait le geste « non » quand je lui interdis de toucher un objet (ex. la cuisinière).*

Le geste « non » est abandonné pour refuser, lorsque le même geste commence à être utilisé pour marquer l'intériorisation de l'interdit. La première observation mentionnant que Jean effectue le geste de la tête « non » dans une situation d'interdit, se situe à 1.0.8 ; à 1.0.16, sa mère note que le geste « non » n'est plus utilisé que dans cette fonction de marquage de l'interdit, et non pour refuser. Ici, il semble que l'enfant soit confronté à un conflit de signification : le geste « non » ne peut pas être porteur à la fois du refus et de l'interdit. L'enfant abandonne donc le geste de secouer la tête pour refuser, et le remplace par celui de détourner le visage.

Cet abandon est momentané, peu après nous retrouvons l'utilisation du geste « non » pour signifier le refus. Pour Pauline d'ailleurs, il ne sera bientôt plus employé que dans cette fonction. L'hypothèse d'un conflit entre deux significations du geste « non » renvoie à la problématique, discutée plus loin, de l'interdépendance des fonctions de refus et d'interdit en ce qui concerne ce geste.

9.3. Analyse des différentes conduites de refus

Le refus de se nourrir, le refus en général et l'interdit apparaissent très liés dans les diverses situations évoquées plus haut. Le geste « non » est porteur de différentes fonctions. Y a-t-il une hiérarchisation de ces fonctions ? Quelles sont les interrelations entre elles ?

En ce qui concerne l'origine du geste « non », Spitz (1962) détermine trois étapes qui se succèdent génétiquement. Le fouissement, schème moteur d'exploration, apparaît au stade de la non-différenciation entre l'enfant et son environnement. Ensuite, vers 3-6 mois, au début des relations objectales élémentaires, l'enfant présente un comportement d'évitement lié au rassasiement, c'est un refus conscient (le geste de la tête change de fonction). La troisième étape est observée vers 16 mois, lors des relations objectales, le signe de tête « non », geste sémantique, marque l'acquisition du symbole de la négation. Il s'agit alors, d'après l'auteur, d'un mécanisme de défense, d'identification à l'objet frustrant, qui intervient après une période où l'enfant est confronté à des interdits. Cette étape marque une nouvelle organisation du « moi », et également le passage de la passivité à l'activité, avec autonomisation croissante de l'enfant.

Parallèlement, Spitz évoque le cas d'un enfant qui n'a pas pu être nourri par la bouche pour des raisons médicales, et met ainsi en évidence l'importance de *l'investissement de la zone orale dans l'emploi du geste « non »*.

Comment ces données psychanalytiques éclairent-elles les observations que nous avons recueillies concernant les deux fonctions du geste « non » ?

9.3.1. Origine du geste « non »

L'importance des *situations liées à la nourriture que nous avons soulignée* à plusieurs reprises, coïncide apparemment avec le rôle attribué par Spitz à l'investissement de la zone orale. Les premières expressions du refus apparaissent effectivement au cours des repas, comme évitement du biberon ou de la cuillère. Comment s'effectue le passage à l'appropriation du geste « non » (geste sémantique) ? *Pour Spitz, il s'acquiert dans un processus d'identification à l'objet libidinal qui interdit*. C'est donc en imitant le « non » effectué par l'adulte au cours des interdictions, que l'enfant va signifier le refus.

Nous avons montré qu'au cours des situations de refus de la nourriture, l'interprétation donnée au geste d'évitement jouait un grand rôle dans sa prise de signification. En même temps, l'adulte propose un modèle (geste « non », de la tête) *tout en verbalisant, et c'est ce double processus*, interprétation et prise de conscience de l'effet du geste (l'adulte cesse de nourrir l'enfant), qui serait à l'origine du schème social « non » avec la tête.

Parallèlement, apparaissent des conduites que nous avons qualifiées de « marquage de l'interdit », et qui signent sa compréhension. Pour tous les enfants observés, le geste « non » est utilisé dans cette fonction après celle du refus. Astrid van der Straten (1991) décrit l'apparition du signe gestuel « non » chez deux enfants : Tom (11 mois) l'effectue pour la première fois en esquissant le geste de toucher un livre dans la bibliothèque, situation connue d'interdit. Mathilde (11 mois) refuse la nourriture, d'abord en écartant la cuillère avec la main puis en secouant la tête latéralement, et l'auteur montre le rôle du modèle proposé par la mère.

Pour A. van der Straten, il pourrait y avoir deux voies d'accès possibles à la maîtrise du signe gestuel. Les cas particuliers de l'expression du refus permettent peut-être d'analyser plus précisément l'interdépendance de ces deux fonctions. Etienne utilise le geste de fermer les yeux pour refuser de manger puis de subir certaines actions. Pourtant, sa mère ne lui a jamais opposé d'interdit en fermant les yeux ! Où se situe l'identification à l'agresseur dans cette expression très particulière ? En revanche, nous avons montré comment le geste prenait son sens dans l'interaction. En japonais, il *existe un mot différent pour chaque fonction.* Comment les petits enfant japonais s'approprient-ils le « non » - refus : « iié », différent du mot « damé » (« non » - interdit) ?

Le modèle psychanalytique du « non », résultant d'une identification à l'objet libidinal qui interdit, ne nous paraît pas rendre compte de tous les processus qui concourent à l'appropriation du geste par l'enfant.

9.3.2. Expression du refus et activité

Nous verrons plus loin que l'interdit porte sur l'activité de l'enfant sur l'objet. De la même façon, le refus est opposé à une action : refus de subir une action imposée ou proposée par autrui, refus d'effectuer ou de cesser une action.

Si les premières propositions repoussées sont liées à la nourriture, très vite, le refus est opposé à des activités très diverses. Nous avons observé une généralisation rapide de ce schème social à différents types d'actions que l'adulte suggère à l'enfant : se laver le visage, enfiler un pull, donner un objet, marcher, etc. Sur le plan cognitif, cela correspond à l'assimilation d'un schème social à différentes situations. Là encore, cette généralisation n'est *possible que si l'entourage répond d'une façon cohérente à ces refus*, soit en les acceptant et cessant de nourrir l'enfant par exemple, soit en ne s'y conformant pas mais en apportant parallèlement un commentaire pre*nant en compte le refus de l'enfant* : « Je sais que tu ne veux pas, mais je te lave quand même le visage ». Ce processus d'assimilation s'étaie donc sur les interactions avec l'entourage.

L'*enfant apprendra en chemin*, que certains refus sont impossibles à satisfaire : on ne peut pas empêcher le soleil de se coucher... L'enfant, en exprimant son refus, se construit dans le monde par l'action, prend conscience de ce qui est possible et de ce qui ne l'est pas. Nous rejoignons alors ce qui peut être dit à propos de la connaissance des interdits, puisque, comme le refus, l'interdit renvoie à l'action. L'enfant découvre que toute activité, la sienne propre et celle d'autrui, dépend de règles qui varient dans le temps et dans l'espace. L'évolution de l'expression du refus participe donc également de la construction de l'espace et du temps.

9.3.3. Expression du refus et causalité

En discutant l'origine et l'évolution parallèle du « non » - refus et du « non » - interdit, nous avons évoqué l'importance de l'interprétation donnée par l'entourage au geste de l'enfant, qui lui donne sa signification. Ce processus est particulièrement visible avec Etienne qui exprime son refus en fermant les yeux. Mais cette interprétation ne serait pas suffisante si, parallèlement, l'enfant n'était pas en mesure de prendre conscience de l'effet de son geste. Le geste de fermer les yeux ne prendra son sens de refus que si, lorsqu'il est effectué, l'adulte en tient compte d'une façon ou d'une autre : en retirant la cuillère, ou en commentant : « tu n'en veux plus, mais il faut que tu manges encore un peu ».

Sur le plan de la causalité, il existe une différence de niveau importante entre le refus exprimé en écartant la cuillère ou l'objet inopportun avec la main et celui exprimé à l'aide du geste « non ». Dans le premier cas, l'enfant agit directement sur l'objet. Cette conduite serait typique du 4e sous-stade sensori-moteur de Piaget : l'enfant agit sur une partie du corps d'autrui, la main qui tient la cuillère, sans prendre en compte la personne comme agent de l'action. En revanche, lorsque le geste « non » est employé, l'enfant se situe au stade suivant où autrui est considéré comme source autonome d'action. Nous rejoignons ici l'analyse de la requête dans les situations liées à la nourriture. De même que pour demander quelque chose, l'enfant, pour refuser, doit employer un schème gestuel social qui se crée dans l'interaction.

L'évolution du refus marque donc des progrès importants sur le plan de la causalité. Cette élaboration doit toujours être envisagée au sein du système adulte - enfant : les progrès de la causalité permettent à l'enfant de prendre conscience de l'effet de son geste de refus, celui-ci ne peut être perçu que si l'adulte répond d'une façon cohérente. Si le système fonctionne d'une façon adéquate, l'enfant devient capable de généraliser le refus à diverses situations.

La nécessité d'avoir recours à un geste social pour exprimer le refus, et ainsi agir sur l'adulte, nous renvoie à la genèse de la fonction symbolique.

9.3.4. Refus et fonction symbolique

Le geste de la tête « non » devient, par les processus décrits ci-dessus, un moyen de s'opposer à une action imposée par l'adulte. Sur le plan de la fonction symbolique, ce schème social est représentatif puisqu'il remplace une action : celle de s'opposer physiquement à la proposition de l'adulte.

Le schème permet à l'enfant de se détacher de l'action. Le signifiant, geste « non », se différencie du signifié, « acte de refuser ».

Le même processus se déroule parallèlement dans les situations d'interdit, ce qui explique les conflits de signification relatifs à ce schème social.

La coordination avec d'autres schèmes sociaux (geste « adieu », geste de désignation) et qui permet en particulier d'exprimer un choix, témoigne de la mise en place sous-jacente d'une pensée logique et opérative.

Nous avons observé également l'évolution d'échanges de plus en plus symboliques, qui peuvent se présenter sous le modèle : proposition verbale de l'adulte - réponse par le geste « non ».

Plus les propositions de l'adulte seront verbales plus le niveau de réponse de l'enfant sera symbolique.

Les jeux symboliques qui s'appuient sur l'expression du geste « non » constituent un exercice formel de la signification. Les échanges gagneront en finesse et en précision avec les progrès de la fonction symbolique qui va s'enrichir de l'emploi du geste ou du mot « oui ».

9.4. Expression de l'acceptation

Comme nous l'avons dit dans l'introduction de cette partie, l'acceptation s'exprime d'une façon ritualisée bien plus tard que le refus ; le passage au symbolique est moins nécessaire, l'acceptation s'exprime d'abord par l'acte de prendre ce qui est proposé et d'agir en fonction de la proposition de l'adulte. Nous allons donc observer son apparition et ce qui la motive, puis suivre son évolution. Ces conduites d'acceptation se traduisent souvent par le geste de la tête « oui » ou le mot « oui ».

9.4.1. Origine

Etienne 1.1.12 : *Il m'imite quand je hoche la tête pour dire « oui ».*

1.1.15 : *Il fait le geste de hocher la tête à plusieurs reprises en réponse à une question et d'autres fois sans « raison » précise. L'entourage interprète « tu dis oui » (peu probable).*

Pauline 1.0.13 : *Imitation du geste « oui » avec la tête fait par la grand-mère qui verbalise en même temps, en réponse à « on va se promener ».*

1.0.20 : *Elle essaie d'imiter le geste « oui » mais elle secoue tout le haut du corps, le geste est accompagné d'une vocalisation difficile à transcrire, bouche fermée.*

1.0.23 : *Quand je dis « oui » elle secoue le buste et fait une sorte de [hum]. Je retrouve ce son et une esquisse de geste quand je pose certaines questions.*

Pour ces deux enfants, l'emploi du geste « oui » comme acceptation est précédé par une période d'imitation directe. Mais le modèle est toujours proposé dans un contexte de question - réponse, ou proposition - réponse, où l'adulte joue les deux rôles. En effet, il ne peut y avoir encore, dans les échanges, de situation où l'adulte répondrait « oui » à une question de l'enfant. Dans les conversations, l'adulte pose une question : « tu veux manger ? », propose une activité « on va se promener » et répond « oui » à la place de l'enfant qui alors l'imite. L'imitation est donc très liée au contexte, tellement liée, d'ailleurs, que l'adulte ne sait pas si l'enfant a compris ou non la question. Pour Jean, si le geste d'acquiescement apparaît brusquement d'une façon très nette, il est précédé d'une période où l'approbation semble s'exprimer par le geste « non ».

Jean 1.3.28 : *Je lui demande « tu veux un gâteau ? » il fait le geste « non ». Je le range. Il pleure en tendant la main. Même chose, un peu plus tard avec le biberon (confond-il « oui » et « non » ?).*
Il tend la main vers l'évier, je lui demande « qu'est-ce que tu veux ? », il fait le geste « non ».

Ces observations montrent que Jean utilise, en réponse à une question lui proposant l'objet qu'il désire, un geste employé habituellement pour refuser. Sa réaction, lorsque l'adulte retire l'objet prouve que ce n'était pas là son intention. Tout se passe comme si Jean avait compris le schéma question - réponse, et répondait par le seul moyen qu'il connaisse : le geste « non ». Plus tard, le geste « oui » apparaît :

Jean 1.4.11 : *Je vais le chercher à la garderie : « tu viens ? » il est assis sur une petite chaise et ne bouge pas, par contre il fait un grand geste « oui » avec la tête.*

Il est assis sur sa petite chaise avec un livre, je lui demande « tu lis le livre ? », il fait un grand geste « oui » de la tête. La compréhension de la question précise est peu probable, il acquiesce sans doute à l'activité qu'il est en train d'effectuer.

9.4.2. Evolution : Les différentes fonctions de l'acceptation

Dans le langage adulte, le « oui », mot ou geste, symbolisant d'une façon générale l'acceptation et l'approbation, est exprimé pour répondre à une question qu'elle soit verbale ou, plus rarement, gestuelle (objet que le partenaire tend avec une mimique interrogative par exemple). Chez les enfants que nous avons observés, le signe de tête « oui » ou le mot « oui » sont également employés pour solliciter une autorisation ou faire une requête.

a) En réponse à une question

Pauline 1.0.29 : *Le « oui » semble toujours utilisé dans des situations adéquates et je m'appuie sur son expression pour apprécier les désirs de Pauline en ce qui concerne les actes habituels : manger, boire, dormir, aller dehors, aller dans l'eau.*

Jean 1.5.28 : *[non] est dit en réponse à de nombreuses questions mais sans avoir le sens de la négation ; en fait l'intonation varie selon les situations : [non] dit d'un ton catégorique en réponse à « tu sors de l'eau ? » ou à « tu me le donnes », il est compris comme refus par l'entourage. Mais on retrouve la même vocalisation quand il acquiesce à « tu viens ? », « [non] » avec une intonation modulée alors qu'il souhaite partir, même chose en réponse à »qu'est-ce que tu fais ? ».*

1.5.29 : *Toujours [non] ou plutôt [na] en réponse aux questions qu'il veuille dire « oui » ou « non ». Parfois, il fait le geste « oui ».*

Etienne 1.3.13 : *Il recommence à faire le geste « non » de la tête, en particulier, pour répondre à nos questions, même s'il est d'accord, par exemple : « tu veux une cerise ? (qu'il adore) », geste « non » tout en ouvrant la bouche.*

Il n'est pas facile d'interpréter ces brusques « erreurs » de signification. Mais elles illustrent bien les difficultés que rencontre l'enfant pour s'approprier le code social. Les gestes et les mots ne s'imposent pas à lui, il reconstruit leur sens peu à peu, au fil des échanges avec l'entourage. Ces observations montrent également avec quelle souplesse les adultes, qui interagissent avec l'enfant, s'adaptent aux fluctuations de sens des gestes utilisés par ce dernier.

Etienne, par ailleurs, fait le geste « oui » dans diverses situations adéquates :

Etienne 1.2.9 : *Je lui demande en le couchant « tu dis "adieu" à maman ? » ; il fait le geste « oui » de la tête puis des deux mains le geste « adieu ».*

1.2.17 : *Je lui demande, après l'avoir changé, « tu vas dire adieu à Pauline et Jean ? » il part en courant dans le couloir en faisant le geste « oui » de la tête.*

Il fait fréquemment le geste « oui » en réponse à mes questions (alors que je ne le crois pas capable de les comprendre).

Etienne ici, non seulement effectue le geste « oui » d'une façon correcte, mais de plus, il l'associe à un autre geste conventionnel : le geste « adieu ». Il est capable de coordonner les symboles porteurs de deux significations différentes. Ceci marque un progrès important sur le plan de la fonction symbolique. La prise de conscience de la coordination de deux actions différentes se manifeste également d'une façon sous-jacente.

b) La requête

Cette capacité de répondre par « oui » ou par « non » à un certain nombre de questions qu'ils comprennent permet aux enfants d'exprimer leurs besoins, leurs désirs, leurs choix. L'adulte qui s'occupe d'eux peut alors s'appuyer sur cette compétence pour évaluer ce qu'il doit leur apporter ; cela lui demande un effort moindre d'interprétation et rend ainsi l'activité de soin plus facile. Cette évolution est, en quelque sorte, une nécessité vitale au sein du système adulte - enfant.

> Mathilde 1.7 : *Elle choisit son goûter, dit [non] si je lui propose une tranche de pain d'épice, [oun] (oui en japonais) si c'est un gâteau au chocolat.*
>
> Etienne 1.3.16 : *Il répond d'une façon à peu près adéquate par « oui » et par « non » (avec le geste de la tête) pour exprimer ce qu'il désire à table.*
>
> 1.3.18 : *Il répond par « oui » ou par « non » à mes questions quand je m'informe de ce qu'il veut. Les réponses semblent parfois être faites au hasard mais souvent sont justes. Il peut ainsi exprimer son choix.*

Etienne, après de nombreuses « fluctuations » en approuvant avec le geste « non » puis la vocalisation [da] semble ici parvenir à fixer une signification aux gestes « oui » et « non » et ainsi exprimer ce qu'il veut. Encore faut-il, pour que ce moyen soit efficace, que l'adulte pose la bonne question! Ainsi Pauline, qui a intégré ce fonctionnement de la communication, a néanmoins beaucoup de mal à se faire comprendre :

> Pauline 1.0.29 : *Elle essaie de me faire comprendre quelque chose, elle fait « oui » avec insistance en me regardant et pleure parce que je ne réagis pas à ce qu'elle me demande.*
>
> 1.1.0 : *Une nouvelle fois, elle essaie de me faire comprendre quelque chose : elle fait « oui » en me regardant et en pleurant parce que je ne fais rien.*

1.1.16 : *Elle fait « oui » en montrant la boite de gâteaux.*

1.1.25 : *Quelques fois, elle fait le geste « oui » avec insistance pour, semble-t-il, exprimer quelque chose que l'on ne comprend pas.*

1.2.9 : *Depuis quelques jours, elle désigne le réfrigérateur où elle sait qu'il y a des yaourts. Aujourd'hui, elle accompagne le geste de désignation du geste « oui ».*

1.2.18 : *Elle demande de la musique en essayant d'ouvrir la porte du meuble où est rangée la chaîne et en disant « oui » dans notre direction.*

Ici l'approbation est utilisée comme élément de requête. Pauline essaie d'utiliser le schéma question - réponse qui lui sert à s'exprimer habituellement d'une façon efficace. Le « oui » est compris par l'adulte lorsque l'objet désiré est présent : la boîte de gâteaux, la chaîne stéréo. En revanche, l'échange est plus complexe lorsque l'enfant ne peut s'appuyer sur aucun élément présent, et ne maîtrise pas encore le langage et la symbolisation de l'objet ou de l'événement absent.

Ce type d'échange rappelle des expériences que nous avons vécues avec des personnes « infirmes moteur-cérébral » qui ne pouvaient pas parler et à la motricité très réduite. Leur seul moyen d'expression était la réponse par « oui » ou par « non », et eux aussi avaient parfois bien du mal à se faire comprendre lorsque l'entourage ne posait pas « la bonne question ». Ceci entraînait pour eux de pénibles frustrations.

Pauline a donc bien compris que grâce à ces dialogues questions - réponses par « oui » ou par « non », elle peut obtenir ce qu'elle désire. Encore faut-il que l'adulte joue son rôle d'interprète pour verbaliser sa requête, compétence que Pauline ne maîtrise pas encore dans toutes les situations.

c) Solliciter une autorisation

Ce cas est analysé dans la partie consacrée aux situations d'interdit. En effet, le « oui » est effectué en opposition au « non » interdit. Ainsi Etienne fait-il le geste à plusieurs reprises face à une action qu'il sait être interdite comme s'il sollicitait une autorisation. A 1.5.21, il a si bien intégré le schéma question - réponse qu'il en joue les deux rôles. Bien qu'il ne maîtrise pas le langage, il vocalise avec l'intonation de question, et répond par « oui ». Nous pourrions imaginer un échange du type « est-ce que je peux... ? — oui ». Nous avons noté qu'il connaît le pouvoir des mots même s'il est loin d'en maîtriser le lexique. Pauline et Etienne manifestent les mêmes compétences par rapport à la fonctionnalité du langage et les mêmes lacunes sur le plan du volume lexical.

Causalité et fonction symbolique : l'expression de l'approbation marque un progrès important dans ces deux domaines du développement cognitif, ici très liés. En effet, l'enfant prend conscience que le mot ou le geste « oui » lui permet d'obtenir quelque chose lorsqu'il est utilisé en réponse à une question. Ce type d'échange verbal se déroule sur un plan symbolique. Le geste « oui » apparaît toujours en réponse à une question, et non à un geste (ex : tendre un gâteau). Lorsque la proposition est faite en acte, l'enfant se contente de prendre l'objet tendu. En revanche, une proposition verbale nécessite une réponse de type symbolique, ainsi l'enfant commence à employer un geste conventionnel d'acceptation. Sur le plan de la causalité, nous assistons donc à des conduites du 6e sous-stade sensori-moteur que Piaget nomme « causalité représentative ». Les échanges ont lieu à propos d'objets ou d'événements absents, que l'adulte verbalise.

Ces nouvelles compétences soulèvent plusieurs problèmes :

- **La compréhension des questions** : comme les notes citées ci-dessus le soulignent à plusieurs reprises, elle est parfois incertaine et sans doute dépendante du contexte ; elle tendra à s'en détacher de plus en plus. Des réajustements sont souvent nécessaires au cours de ces interactions verbales entre les capacités de l'enfant et les sollicitations de l'adulte.
- **La construction du symbole de l'approbation** : nous avons vu que certains enfants comprennent d'abord le fonctionnement du dialogue : question de l'adulte / réponse de l'enfant, mais sans savoir utiliser le geste « oui ». Ils suivent l'évolution : réponse par « non » – réponse par « non » avec intonation modulée – réponse pour « oui ». Lorsqu'ils répondent « non », l'adulte ne donne pas l'objet proposé (par exemple). En prenant conscience de l'effet du geste contraire à ce qu'ils souhaitaient exprimer, ils le corrigent. Ce processus de correction sera plus long si, comme dans l'exemple cité, l'entourage s'adapte et accepte les significations portées par le « non » selon l'intonation. Le symbole se construit en s'appuyant sur la causalité.
- **Les limites de l'expression de la requête** : l'enfant qui a compris le fonctionnement du dialogue essaie de l'utiliser pour exprimer une requête. Ceci nécessite de la part de l'adulte un effort d'interprétation pour verbaliser ce que l'enfant désire. Ce dernier maîtrise le fonctionnement du dialogue et le symbole de l'approbation, mais n'a pas encore les moyens lexicaux d'exprimer l'objet ou l'action désirée. Ceci sera possible ultérieurement avec les progrès dans la dénomination.

9.4.3. En conclusion

La causalité

Tout au long de l'évolution de ces situations, nous observons différents niveaux de causalité qui correspondent aux sous-stades du stade sensori-moteur définis par Piaget. Les premières conduites de refus intentionnel *que nous avons pu relever sont* les gestes d'évitement en détournant la tête ou en écartant de la main l'objet gênant (cuillère, linge de toilette, etc.) ; elles ne s'adressent pas à l'adulte, qui n'est pas encore considéré comme un agent causal, elles correspondent donc au 4e sous-stade sensori-moteur. Ensuite, l'utilisation d'un geste conventionnel, que ce soit fermer les yeux, secouer la tête ou dire le mot « non », témoigne du fait que l'adulte *est considéré comme l'agent de l'action refusée. L'enfant est alors passé* à une causalité du 5e sous-stade sensori-moteur. Lorsqu'il devient capable de refuser ou d'accepter des propositions verbales de l'adulte, la causalité est représentative, l'enfant s'exprime à propos d'actions ou d'événements absents symbolisés par le langage de l'adulte.

Ce découpage risque de nous faire oublier l'aspect dynamique du processus de construction des significations. En effet, nous avons noté les hésitations, les fluctuations de sens au cours de l'élaboration des gestes conventionnels exprimant le refus ou l'acceptation. En prenant conscience de l'effet de son geste, effet coïncidant ou non avec ce qu'il souhaite exprimer, l'enfant le corrige. Le geste signifiant le refus évolue au fil des interactions pour prendre la forme du geste social « non » et du mot « non ». De même, le geste signifiant l'acceptation, formulé parfois à l'origine comme le refus, puis avec le geste de la tête, s'exprime finalement par le mot « oui ». La causalité qui permet à l'enfant de prendre conscience des effets de ces différents gestes sous-tend toute cette évolution.

L'enfant acquiert également ainsi la compréhension du fonctionnement de *la communication sous forme de questions - réponses. Il découvre que* la mise en œuvre de ce schéma peut lui permettre d'obtenir ce qu'il désire.

La genèse de la fonction symbolique se déroule parallèlement. Le geste « non » remplace l'action d'écarter avec la main ou de détourner la tête, le geste « oui » remplace l'action de prendre l'objet tendu par exemple. L'élaboration des gestes symboliques ne se fait pas sans difficulté : conflits de signification entre l'interdit et le refus, fluctuations des signifiants, geste « non » pour dire « oui », retour à des modes d'expression non-symboliques. Pourtant peu à peu, l'enfant construit (plus qu'il ne les apprend) les gestes sociaux symbolisant le refus et l'acceptation. Au cours de la dernière étape, avec la capacité de répondre par « oui » ou par « non » aux propositions verbales de l'adulte, les échanges se déroulent sur un plan uniquement symbolique à propos d'actions ou d'événements absents.

Cette évolution vers le symbole, et plus largement vers le langage, s'appuie donc sur deux nécessités : faire agir autrui et évoquer une réalité absente. En effet, le geste conventionnel apparaît lorsque l'enfant commence à considérer l'adulte comme un agent autonome d'action. L'enfant utilise les gestes ou les mots « oui » ou « non » lorsque l'adulte le sollicite à propos d'actions ou d'objets absents. Ici, la nécessité de la communication crée la fonction symbolique. Les signes « oui » et « non » jouent un rôle particulièrement important dans la communication. Nous avons vu que leur emploi est important pour que l'adulte évalue les besoins de l'enfant. Sur le plan symbolique, ils sont les premiers signes linguistiques que l'enfant utilise.

Le rôle de l'adulte

Cette double élaboration de la causalité et de la fonction symbolique s'effectue à l'intérieur du système adulte - enfant, et il convient maintenant de nous intéresser au rôle joué par l'adulte dans les interactions.

L'interprétation qu'il donne au geste de l'enfant a été soulignée dès l'origine de ce mode d'expression. Que ce soit le geste de fermer les yeux ou le geste social « non », ils prennent sens si l'adulte les interprète en tant qu'expression du refus et s'il en tient compte, c'est-à-dire s'il cesse son action ou verbalise l'opposition de l'enfant. Cette attitude joue un rôle prépondérant dans l'élaboration des significations, comme pour tous les autres gestes.

L'incitation à interagir sur un mode symbolique : lorsqu'il se rend compte que l'enfant commence à utiliser des gestes sociaux pour s'exprimer, l'adulte encourage cette nouvelle capacité, en imitant par exemple le geste effectué par l'enfant tout en verbalisant. L'adulte essaie aussi le plus souvent possible de *situer les échanges sur un plan symbolique. Ainsi lorsque* Jean refuse de sortir de son bain en faisant le geste « non » pour la première fois, sa mère répète le message « tu sors de l'eau », mais sans tendre les bras. Elle essaie de situer l'interaction sur un plan uniquement verbal. Nous avons vu que des sollicitations de ce type stimulent effectivement le passage au symbolique : l'enfant emploie un geste symbolique surtout en réponse à une proposition verbale ; à une proposition en acte, il répondra par une action. Cette attitude favorise l'accès à la pensée symbolique.

De même l'adulte entre-t-il volontiers dans les jeux d'échange où l'enfant oppose un refus symbolique. Nous avons vu que ces jeux symboliques avaient pour but de s'exercer au fonctionnement de la communication. Même l'arrière grand-mère rentre avec plaisir dans cette activité ludique.

L'ajustement aux fluctuations des signifiants, aux « flottements » des significations : l'adulte doit s'adapter perpétuellement à l'évolution irrégulière de l'enfant pour que le système de communication puisse fonctionner d'une façon adéquate. Mais cette adaptation est en même temps un guidage vers l'entrée dans le langage ; en effet, si l'adulte, pendant un certain temps, *accepte le refus exprimé en fermant les yeux, il va peu à peu amener* l'enfant à employer un geste plus social.

L'adulte doit également s'ajuster aux capacités de compréhension de l'enfant lorsqu'il lui propose des messages verbaux : ces messages seront d'abord accompagnés de gestes puis produits hors contexte, afin que l'enfant accède à la compréhension du langage.

Nous pourrions résumer l'attitude de l'adulte par le terme « d'étayage » défini par Bruner : il propose à l'enfant un niveau d'échange toujours un peu plus complexe que celui que l'enfant pratique habituellement, pour l'amener peu à peu à interagir sur le plan symbolique. Nous y ajouterons la composante de l'interprétation qui donne sens aux gestes dans l'interaction au sein du système.

Conclusion

Le rôle du geste « non » est depuis longtemps reconnu par les psychologues dans l'élaboration de l'identité du sujet, depuis les travaux de Spitz. *Dans cette approche « clinique cognitive », nous découvrons une autre* dimension de l'expression de ce schème, dans les structurations de l'objet, du temps, de l'espace, de la causalité, dans les progrès de la fonction symbolique. L'enfant se construit sur le plan de l'affectivité mais aussi de la cognition, lors de ces échanges avec l'entourage.

10. Situations d'interdit

L'enfant est confronté aux premières situations d'interdit lorsqu'il commence à s'autonomiser dans ses déplacements, en particulier en maîtrisant la marche à quatre pattes ou en pouvant se mettre debout contre un appui. Ces capacités lui donnent accès à de nouveaux objets. Les adultes sont alors obligés de déployer une surveillance accrue et de mettre en place des limites à l'activité de l'enfant. En effet, ces nouvelles explorations peuvent constituer un danger pour lui (par exemple : les prises de courant), ou peuvent l'amener à détériorer le cadre de vie familial. Ces limites dépendront bien sûr de la tolérance de l'entourage.
Nous allons nous intéresser maintenant aux réactions de l'enfant face à ces interdits, et aux processus cognitifs sous-jacents à ces situations.

10.1. Description

10.1.1. Compréhension de l'interdit

Jean 8.14 : *On lui défend de toucher certaines choses (qu'il peut attraper maintenant qu'il rampe) : plantes, fils électriques. Quand on lui dit « non » vigoureusement, il rit de plus en plus fort et se précipite sur l'objet défendu.*

8.18 : *Il essaie d'attraper une plante ; comme d'habitude, je lui dis « non » ; cette fois, il arrête son geste et en même temps grogne et pleure. Cette séquence se reproduit plusieurs fois. D'habitude, il faut que je l'éloigne de la plante, le « non » n'étant pas assez efficace.*

8.22 : *Il touche les plantes, je lui dis « non », il rit et recommence ; même chose avec une tape sur les doigts (il semble beaucoup s'amuser).*

Etienne 7.16 : *Il se déplace rapidement à quatre pattes, je lui dis « non » quand il attrape le cyclamen posé par terre et j'enlève sa main. La fois suivante, il suffit de dire « non », il ne le touche pas et se met à pleurer. Une demi-journée plus tard, il s'approche de la plante en la regardant, je dis « Etienne » (sur une intonation : « attention ! ») il se met à pleurer très fort.*

8.10 : *Il comprend quand on lui oppose un interdit. Plusieurs réactions : il pleure en arrêtant son geste, il s'arrête et nous regarde, il continue...*

Pauline 8.17 : *On lui a déjà dit souvent « non » en particulier depuis qu'elle rampe et se déplace toute seule. « Non » pour « ne touche pas les plantes, les livres ». Mais il faut accompagner le « non » d'un éloignement de l'objet ou enlever la main. Ensuite Pauline nous regarde avant de toucher une plante avec un air interrogateur.*

8.23 : *Elle mange une feuille de platane, je dis « non » elle recommence plusieurs fois : incompréhension ou désobéissance ?*

Nicolas 9.02 : *Nicolas est debout contre la table du salon. Plusieurs objets y sont posés. Il essaie d'en prendre un. Je lui dis « non » alors qu'il a la main dessus. Il l'enlève, ceci trois fois de suite, puis il choisit un autre objet. Là, je ne lui dis rien, il me regarde, prend l'objet et le met à la bouche.*

David 8.00 : *Depuis quelques jours, David arrête son geste quand on lui dit « non ». Il essaie de tirer les cheveux de sa mère et si on lui dit « non », il s'arrête et nous regarde avec un air interrogateur.*

Mathilde 7.21 : *Quand son père la change et qu'elle veut attraper des objets autour, il lui dit « non » elle arrête son geste.*

8.14 : *Elle essaie de jeter son hochet, je lui dis « Damé » (« non » en japonais) elle arrête le geste.*

Les premières réactions de l'enfant confronté à l'interdit sont variables selon les sujets. De Jean qui rit et continue son geste imperturbablement, à Mathilde qui arrête son geste quand on lui dit « non », les réactions vont de la poursuite de l'action à son arrêt, en passant par les pleurs, avec poursuite ou non du geste. Il est alors difficile de faire la part de l'incompréhension de la consigne et de la « désobéissance » lors de son non-respect. Un indice, pourtant, permet de repérer la compréhension du « non ». Souvent, nous voyons dans les observations que l'enfant jette un regard vers l'adulte qui interdit, alors qu'il agit (Nicolas 9.2, David 8.00, Pauline 8.17). Quelques fois ce regard est décrit comme interrogateur. L'enfant s'attend à une réaction de la part de l'adulte et l'anticipe. Le rôle de l'adulte est reconnu comme agent venant interrompre son activité dans certaines circonstances. Nous analyserons plus loin ce que cela implique sur le plan cognitif.

10.1.2. Test des réactions de l'adulte

Après ces premières confrontations avec l'interdit, l'enfant en vient très rapidement à tester les réactions de l'adulte :

Jean 9.01 : *Alors que je ne faisais pas attention à lui, il vocalise en me regardant alors qu'il est en face d'une prise que je lui interdis habituellement de toucher. Je le regarde et lui dis « non », ne touche pas » il s'éloigne et va gratter la plinthe un peu plus loin.*

9.03 : *Avant de toucher prises et plantes, il me regarde, je lui dis « non, ne touche pas », il obéit.*

9.20 : *Il va toucher une plante : je dis « non » il s'arrête, me regarde et s'approche d'une autre. « Non » à nouveau, il s'éloigne en me regardant et va alors taper sur les murs avec un jouet...*

10.23 : *Il touche une plante et me regarde en même temps ; Je lui dis « non », il continue, je m'approche : il part en courant à quatre pattes.*

David 10.01 : *Quand il fait des bêtises, il nous regarde avec un air coquin : il s'approche d'une cuisinière, il tend la main en nous regardant et essaie de toucher les boutons : il sait bien que c'est défendu.*

Etienne 9.04 : *Il s'avance vers un objet interdit (la pile de revues, le ficus) s'assied et me regarde. Je lui rappelle alors la consigne « ne touche pas Etienne ». Tout en me regardant, il attrape l'objet (je l'éloigne)*

9.24 : *Debout devant la table, il avance la main pour attraper une revue et me regarde, je fais seulement « non » avec la tête sans rien dire. Il se met alors à « pleurer » en forçant son expression.*

Le rôle de l'adulte est ici tout à fait reconnu. L'enfant semble rechercher, provoquer sa réaction : Jean 9.1 appelle sa mère avant de toucher la prise, alors que, celle-ci étant absorbée ailleurs, il aurait pu à loisir la manipuler. Ceci laisse supposer que, dans ce cas, l'activité de l'enfant était dirigée vers l'adulte plutôt que vers l'objet.

Jean 9.20 effectue une suite d'actions interdites tout en surveillant la réponse de sa mère. Il s'agit de véritables expériences où l'enfant teste la réaction de l'adulte.

Parallèlement à cette étape de compréhension progressive des interdits, l'enfant commence à effectuer le geste « non » en imitation directe :

Etienne 10.26 : *Il fait le geste « non » quand je lui interdis quelque chose.*

David 10.21 : *Je secoue la tête pour dire « non », il fait la même chose.*

Pauline 11.18 : *Elle imite le geste « non » quand on lui interdit quelque chose.*

Mathilde 9.00 : *On gronde une petite fille devant elle. Elle secoue la tête (a-t-elle compris ?).*

Laurine 10.25 : *Elle m'imite quand je fais « non » de la tête et elle prononce quelque chose qui ressemble à [ne ne ne].*

Ce geste « non » en imitation directe est effectué également dans les conduites de refus (voir chapitre IV).

10.1.3. L'intériorisation de l'interdit

Elle peut être repérée par le fait que l'enfant cesse de lui-même le geste qu'il allait effectuer sans que l'adulte ne dise rien. Parfois l'enfant fait le geste « non » face à l'objet qu'il ne doit pas attraper :

Mathilde 10.1 : *Elle dit « non » lorsqu'elle fait une bêtise. Mathilde essaie d'attraper un napperon et dit en même temps [non non].*

Jean 1.1.0 : *Parfois, il fait le geste « non » avant de toucher la télévision.*

1.1.7 : *Il fait « non » devant le tas de balayures que d'habitude, il s'amuse à disperser (il se fait alors disputer).*

Etienne 9.27 : *Il s'approche de la petite table du salon où sont réunis les objets qu'il n'a pas le droit de prendre (livres, revues, télécommande, etc.) habituellement, je l'en empêche en disant « non » accompagné parfois d'un geste de menace de la main. Cette fois, je suis assise plus loin, il se tourne vers moi en levant la main comme je le fais d'habitude. Je lui dis « non, tu ne touches pas », il s'éloigne alors rapidement, je le félicite.*

10.20 : *Il pleure de rage en regardant la petite table du salon (qu'il n'a pas le droit de toucher) puis s'approche et attrape ce qu'il y a dessus*

Pauline 10.28 : *Elle avance la main en direction d'un objet qu'elle n'a pas le droit de toucher et elle fait le geste « non » alors que je ne lui dis rien.*

1.0.11 : *Elle fait « non » en regardant l'étagère couverte de flacons dans la salle de bain ; je ne lui ai pourtant encore jamais interdit de les toucher.*

Au cours de ces conduites, qui apparaissent après celles où l'interdit était progressivement compris, l'enfant arrête de lui-même son geste, sauf si la frustration est trop grande (Etienne 10.20), ou ne l'esquisse même pas. L'interdit, non exprimé par l'adulte est symbolisé par le geste « non » dans la plupart des observations. Autre caractéristique de ces conduites : le plus souvent, elles ne sont pas dirigées vers l'adulte, nous ne retrouvons pas ces regards jetés vers la personne proche, comme précédemment. Le geste est exprimé pour soi, sans intention de communication, il remplace l'action non effectuée. Pauline 1.0.11 est capable de généraliser cet interdit qu'elle a intériorisé à une situation où personne encore ne lui avait opposé d'interdiction.

10.1.4. Mise en place de stratégies pour détourner l'interdit

a) Le mode affectif

Très rapidement, en effet, l'enfant va mettre en place des stratégies plus ou moins complexes et efficaces pour contrecarrer la réaction de l'adulte.

Pauline 9.10 : *En promenade, elle essaie d'enlever son chapeau, il faut sans cesse lui dire « non », arrêter son geste. Au bout d'un certain temps, elle me regarde en me « parlant », fait les gestes qu'elle sait nous amuser (se frotter les mains, dire adieu, etc.) puis tout de suite après essaie d'enlever son chapeau. Cette séquence est interprétée par les personnes qui étaient avec moi comme une façon de distraire mon attention pour faire ce qu'elle veut.*

10.18 : *Elle est dans son parc, je lui interdis de toucher le crochet de fixation, je lui dis « non ». Elle s'arrête puis penche la tête vers moi pour se faire câliner puis recommence... Ensuite elle me donne un jouet.*

Etienne1.2.28 : *Quand on lui interdit quelque chose, il fronce les sourcils et soupire (imitation de sanglots).*

Jean 11.18 : *Quand je lui défends de toucher quelque chose, il s'approche de moi, discute : [de de] en me montrant du doigt, puis s'accroche à mes jambes (pour que je le prenne ?).*

Laurine 10.18 : *Depuis deux ou trois jours quand on dit « non », elle se tape la tête avec les mains.*

Ces stratégies pour détourner l'interdit de l'adulte se situent sur un plan affectif : l'enfant se fait câliner, essaie de se faire prendre dans les bras, dramatise ses pleurs. Très précocement, dès l'âge de neuf ou dix mois, il essaie d'agir sur autrui en utilisant des stratégies de type affectif.

b) Le mode social

Un peu plus tard, l'enfant déploie d'autres moyens pour parvenir à ce qu'il désire malgré l'opposition de l'adulte.

Etienne 1.1.14 : *Il arrive vers moi en portant la trousse de toilette de sa sœur, il secoue la tête de bas en haut, j'interprète « oui ? » « Non tu n'as pas le droit, va ranger ». J'ai l'impression qu'il dit « oui » pour contrecarrer par avance l'interdit qui risque de lui être opposé.*

1.1.18 : *Il fait un « oui » de la tête vigoureux en touchant les portes du placard.*

1.1.19 : *Je lui défends de toucher la terre de la jardinière en lui disant « non » et en secouant la tête, il me regarde et fait un grand « oui » avec la tête tout en continuant ce qu'il fait.*

1.5.18 : *Il fait encore le geste « oui » quand je le retrouve (peut-être) en train de faire une bêtise.*

1.5.21 : *Quand il veut faire quelque chose qu'il sait être interdit, il vocalise en nous regardant avec une intonation « interro-affirmative » comme s'il faisait la question en ponctuant du geste « oui ».*

Etienne s'est approprié le geste « oui » en imitation directe, depuis quelques jours. Il s'en sert dans ces situations comme d'un pouvoir pour contredire l'adulte. Il ne se situe plus dans un registre affectif comme dans la série d'observations précédente, mais dans un registre symbolique avec l'utilisation du geste « oui ». Etienne découvre le pouvoir des mots. Dans l'observation 1.5.21, il joue aussi sur l'intonation de ses vocalisations avec un modèle question - réponse, il s'approprie les deux rôles dans le dialogue, sans doute le plus sûr moyen de ne pas se voir opposer un avis contraire.

c) Le recours à une tierce personne

Pauline 1.5.07 : *Son père la dispute car elle fouille dans le tiroir, il lui dit « non », « ne touche pas » elle vient vers moi qui suis dans une autre pièce et me dit [papa, non, non], puis vocalise sur un ton de colère.*

1.5.14 : *Son oncle est assis au bureau et ne veut pas la faire écrire. Elle vient vers moi, dans une autre pièce et dit [non, non, cri cri, non].*

1.5.17 : *On lui défend de mettre quelque chose à la bouche, elle grogne et dit [non, non, mmm, non]*

L'enfant, confrontée à une situation d'interdit avec une personne, s'adresse à quelqu'un d'autre pour se plaindre ou peut-être pour être soutenue (?). Cette tierce personne n'étant pas témoin de l'événement, l'enfant doit faire le récit de ce qu'il a vécu. Il utilise pour cela des moyens linguistiques rudimentaires : schèmes créés lors des interactions. Une étape est franchie, non seulement dans la maîtrise du code linguistique, mais surtout dans la genèse de la fonction symbolique. Nous avons décrit ici les différentes étapes de l'interdit, de sa compréhension aux premières ébauches du récit. Nous allons maintenant reprendre cette évolution, sur le plan des processus cognitifs qui sont mis en jeu.

10.2. Analyse

10.2.1. La causalité

Cette composante du développement cognitif joue un rôle dominant dans l'ensemble de l'évolution de l'enfant, en ce qui concerne les situations d'interdit. Comprendre un interdit, c'est établir un lien causal entre les éléments suivants : objets - schèmes d'action - réactions de l'adulte. Ce n'est pas un objet qui est interdit, mais l'action qui est effectuée sur lui. L'interdit est avant tout social et affectif. Lors des premières situations où l'enfant est confronté à des limites, il perçoit la désapprobation de l'adulte, de sa mère. *La compréhension s'étaye sur un plan affectif.* Le bébé de 8-10 mois va établir un lien entre son activité sur le réel et une réaction particulière de l'adulte, puisque ce sont souvent les premières fois où il est « grondé » . Toutes les observations que nous avons relevées illustrent tout à fait la « cible » véritable de l'interdit : ce n'est pas le livre qui est interdit mais l'action de froisser ou d'arracher les pages, ce n'est pas la plante mais le fait d'arracher les feuilles ou de répandre la terre du pot, etc. Si au début, l'interdit est plutôt global, peu à peu l'adulte le modulera, selon les compétences de l'enfant, sur le plan de la compréhension et la motricité. La revue pourra être feuilletée par l'enfant sans dommage, il pourra comprendre que l'on peut cueillir les fleurs des champs mais pas celles du jardin de sa grand-mère. Les limites fixées évolueront avec ses compétences, l'adulte s'adaptant aux progrès. De même, ce n'est pas l'action en général qui est *interdite, mais une certaine action sur un certain objet.*

Il s'agit donc d'une causalité complexe qui s'appuie sur trois pôles : l'activité de l'enfant, les objets (c'est-à-dire l'ensemble du réel), et l'évaluation des réactions affectives de l'adulte. L'enfant va agir sur ces trois pôles lors des conduites où il teste les réactions de l'adulte, et lors des stratégies qu'il met en place pour détourner les interdits.

Mais l'analyse de la compréhension s'achève avec l'intériorisation des interdits, lorsque l'enfant cesse de lui-même son geste, sans intervention de l'adulte : Etienne 10.20 pleure de rage devant l'objet qu'il ne doit pas attraper, alors que personne ne lui a rien dit : Jean 1.1.0 fait le geste « non » avant d'enfreindre l'interdit. Nous pouvons dire alors que le lien causal est établi et que l'enfant est capable d'anticiper la succession des actions qui s'enchaîneraient s'il effectuait l'action envisagée. Il exprime, soit sa frustration par les pleurs, soit il utilise d'une façon adéquate le geste « non », qui remplace l'action.

L'enfant teste les réactions de l'adulte

Comme nous l'avons souligné dans les descriptions, l'activité de l'enfant porte davantage sur l'adulte que sur l'objet. Jean 9.01 appelle sa mère avant de toucher la prise ; un peu plus tard, il va toucher tour à tour différents objets tout en la surveillant (Jean 9.20). De même, David (10.01) cherche à provoquer la réaction de l'adulte en allant manipuler les boutons de la cuisinière. L'observation montre bien l'intentionalité de la conduite : il tend la main vers les boutons tout en regardant ses parents.

L'adulte est reconnu comme agent pouvant interrompre l'activité de l'enfant. Ceci témoigne, d'après Bates, d'une causalité du 5e sous-stade sensori-moteur. Le regard dirigé vers l'adulte est frappant et apparaît dès la compréhension des premiers interdits.

Ces comportements peuvent être interprétés selon une dimension affective : l'enfant cherche une interaction avec l'adulte et la « provoque ». Mais la dimension cognitive est aussi importante ; les deux aspects sont en fait étroitement intriqués. Il est possible qu'au sein d'un couple mère - enfant présentant des difficultés d'organisation et d'interaction d'ordre psychique, la dimension affective domine, avec la répétition de conflits indépassables. Les couples mère - enfant dont nous citons les observations ici, ne présentent pas de fonctionnement pathologique de ce type. La gestion des interdits s'effectue progressivement entre les partenaires, sans blocage, et nous voyons l'enfant se construire au fil de ces différentes situations. Ceci est particulièrement net dans cette série d'observations où l'enfant teste les réactions de ses parents en agissant à l'encontre des règles qu'ils essaient de mettre en place.

Mise en place des stratégies

L'adulte étant reconnu très rapidement comme un agent interrompant l'activité de l'enfant, celui-ci va essayer de trouver des moyens permettant de dépasser l'obstacle qu'il constitue. D'après nos observations, ils sont de deux ordres : les premiers sont affectifs (câlins, bavardage, dramatisation des pleurs), les seconds, qui apparaissent plus tard, sont d'ordre symbolique (geste « oui » et récits) ou aussi avec le recours à une tierce personne. Il existe sans doute d'autres stratégies qui n'ont pas été révélées par nos observations : par exemple, se cacher pour faire une bêtise.

Ces conduites impliquent un niveau de causalité complexe. En effet, non seulement l'enfant comprend les liens de causalité qui structurent les situations d'interdit mais de plus il va essayer d'agir sur eux pour atteindre un but. A l'inverse des conduites de requête, l'adulte est considéré ici comme un obstacle à éliminer, mais toujours en communiquant avec lui.

Cette causalité complexe évolue dans le sens de la symbolisation, l'enfant découvrant le pouvoir des gestes et des mots. Dans le récit, il accède à une causalité représentative et coordonne plusieurs actions : reconnaître l'interdit d'après la réaction de la personne présente, aller chercher une autre personne, raconter l'événement en utilisant des symboles.

Cette reconnaissance des situations d'interdit s'appuie donc sur la capacité d'établir un lien causal entre les trois éléments déjà cités : activité de l'enfant, objet, réaction de l'adulte. Mais ces situations offrent en retour un cadre pour l'évolution de la causalité. En effet, plus la réaction de l'adulte est stable au cours des répétitions de l'activité de l'enfant, plus l'enfant aura de facilité à établir ce lien causal, et plus il progressera sur le plan de la causalité. La confrontation avec des interdits et leur compréhension relèvent d'un certain niveau de causalité, et en même temps sont un moteur du développement. Là encore, ce processus évolue dans le système adulte - enfant, l'adulte apportant une réponse stable et cohérente aux réactions de l'enfant.

Les progrès de la causalité vont dans le sens d'une prise en compte du réel : espace, temps et objet. En effet, l'enfant, peu à peu, va comprendre que certaines actions peuvent être accomplies à certains moments et pas à d'autres, dans certains lieux et pas dans d'autres. C'est le réel qui se construit parallèlement.

10.2.2. Construction du réel : espace, temps, objet

Cette dimension du développement est moins prégnante que la causalité dans les situations d'interdit. Mais pour comprendre l'interdit, l'enfant va également s'appuyer sur les éléments du réel au sein duquel se déroule son activité, et découvrir que la réaction de l'adulte dépend du moment ou du lieu de l'action. Par exemple, l'enfant n'a pas le droit de toucher les plantes vertes à la maison, mais il peut arracher les feuilles de l'arbre dehors. Certaines activités peuvent être faites le jour et pas la nuit : l'enfant n'aura pas le droit de jouer s'il se réveille à une heure du matin par exemple. Les actions s'effectuent parfois dans un ordre strict : on doit se déshabiller avant d'aller dans l'eau, et se sécher avant de s'habiller, etc.

Cette prise en compte des éléments du réel au sein d'une causalité de plus en plus complexe va contribuer à la construction du réel. Celle-ci s'appuie sur la dichotomie permis - pas permis. A l'extérieur de la maison, il est permis de faire telle chose, pas à l'intérieur. A la cuisine il est permis de manger de la glace au chocolat, pas dans la chambre, etc. L'enfant va se repérer selon cette différenciation dans l'espace, dans le temps (moments de la journée, succession des actions...) et par rapport aux objets.

Les observations recueillies concernent essentiellement les débuts de la confrontation aux interdits, ce sont eux surtout qui ont attiré l'attention des mères, l'évolution ultérieure semble s'être diluée dans le quotidien, les faits n'étant plus aussi saillants. Nous ne pouvons donc pas illustrer par des exemples précis cette lente évolution.

Vis-à-vis des personnes, nous avons décrit et analysé avec quelle finesse l'enfant teste leurs réactions ou essaie de détourner leur attention au cours des situations d'interdit. Au delà des capacités causales, c'est la connaissance d'autrui qui est en jeu. Nous avons vu l'enfant construire l'espace, le temps et l'objet en « permis » et « interdit », de même, l'enfant va construire la personne d'autrui et différencier les personnes entre elles.

« Construire la personne », cela peut consister à pouvoir deviner son humeur par exemple et donc à anticiper ses réactions ; c'est ce que fait Jean 10.23 : il s'approche de la plante, et se sauve lorsque sa mère arrive. Comme nous l'avons vu, toute infraction à l'interdit s'accompagne d'une anticipation de la réaction de l'adulte. De même, lorsque l'enfant tend les bras pour se faire câliner, il essaie de modifier l'humeur de son interlocuteur, *et sait comment y parvenir.* Il s'agit bien là d'une connaissance du fonctionnement mental d'autrui qui permet à l'enfant d'orienter son activité. Cet ajustement à autrui est décrit dans les travaux sur les interactions précoces, mais lors de cette période, tout se passait sur un mode inconscient. Désormais, l'enfant adapte consciemment son activité au comportement de la personne avec laquelle il interagit.

10.2.3. La fonction symbolique

Les stratégies pour détourner l'interdit évoluent dans le sens de la symbolisation : d'affectives, elles deviennent sociales et symboliques. L'évolution de la communication se fait en direction de la maîtrise du code linguistique dont nous voyons les prémisses avec l'emploi du geste « oui » et du premier récit (Pauline 1.5.7, 1.5.14, 1.5.17). Les gestes et mots prennent un pouvoir, celui de s'opposer à autrui, ou de le faire agir. Ils sont symboles car ils remplacent l'action, dans le récit par exemple.

a) L'imitation directe du geste

Le geste « non » ou le mot « non » (vocalisations proches [ne ne]) sont, au départ, effectués en imitation directe : l'enfant imite l'adulte lorsqu'il lui interdit quelque chose. Parallèlement, le geste « non » apparaît dans les situations de refus que nous avons choisi d'étudier à part.

Au cours de cette période d'utilisation en imitation directe, le geste double en quelque sorte l'expérience de l'interdit. Dans les situations de départ, le geste « adieu » doublait une action. Ici, au contraire, le geste marque la cessation de l'activité, infligée par l'adulte. Précédemment, l'enfant a pris peu à peu conscience de la notion d'interdit ; maintenant, il associe cette prise de conscience au geste (ou au mot) que *l'adulte effectue devant lui*.

b) L'imitation différée et l'intériorisation de l'interdit

Le geste est produit en dehors du modèle de *l'adulte, alors que l'enfant* exerce ou souhaite exercer une activité défendue. Deux événements apparaissent *simultanément : l'intériorisation de l'interdit et l'emploi* du geste « non » comme marquage de cet interdit. Nous avons vu plus haut les *implications causales de l'intériorisation* qui marque l'achèvement de la compréhension de l'interdit, et ne se manifeste pas uniquement par *l'emploi du geste « non »*, mais parfois par des pleurs spontanés ou par la cessation de l'action commencée (Etienne 9.27, 10.20). Le deuxième événement, c'est-à-dire l'expression de « non » sans modèle, apporte une dimension symbolique : le geste, non seulement remplace l'action interdite, mais marque la conscience globale de l'interdit. Le signifiant (geste « non ») se différencie du signifié (acte d'interdire). L'enfant entre dans la représentation.

Les observations recueillies montrent que l'expression du « non » par l'enfant n'est pas effectuée en direction de quelqu'un. L'enfant ne regarde pas l'adulte présent, il semble complètement pris par la situation, parfois, il le fait quand il est seul . Même si l'adulte est très proche, l'enfant le fait pour lui, sorte de langage égocentrique. Le geste acquis dans l'interaction est utilisé uniquement, ici, dans sa fonction de représentation.

c) Le récit

Nous avons décrit dans les stratégies pour détourner l'interdit, l'utilisation que fait Etienne du geste « oui ». *Il s'en sert comme d'un pouvoir pour parvenir* à ses fins. De même, un peu plus tard, il imite le modèle du dialogue en tenant les deux rôles *(il fait les questions et les réponses). Là encore*, le geste « oui » a valeur de symbole, il remplace l'action qu'Etienne souhaitait *effectuer, il est également porteur de l'approbation* de l'adulte et donc d'une signification. Le geste « oui » a donc une valeur de symbole, et contrairement aux observations précédentes, il est effectué dans un but de communication.

De même, Pauline qui sollicite l'aide d'une tierce personne pour s'opposer à un interdit, est amenée, au moyen de quelques gestes rudimentaires, à raconter son problème. C'est la première apparition du récit à un âge précoce (17 mois). Elle associe le mot « non », soit à l'activité interdite : écrire ou manger, soit à l'adulte qui interdit : « papa ». Pauline et Etienne commencent à maîtriser la fonction symbolique et l'emploient dans un objectif de communication.

Nous assistons donc au cours de ces différentes étapes à la genèse du symbole, né ici de l'interaction, utilisé d'abord uniquement dans sa fonction de représentation, sorte de langage égocentrique, et finalement porteur des deux fonctions : communication et représentation.

10.2.4. L'opérativité sensori-motrice

Pour conclure, il nous parait important de redonner une unité à cet enfant que nous avons vu confronté à l'interdit, et construisant en retour le réel (espace, temps, causalité, objet et personne), élaborant peu à peu la représentation. Cette unité peut être retrouvée en se centrant sur l'activité du sujet. La confrontation du sujet aux interdits l'amène avant tout à une prise de conscience de sa propre activité. Le « non » de l'adulte le renvoie à son action. La répétition des situations d'interdit va amener l'enfant à différencier ses actions, de la même façon qu'il différencie les objets et qu'il construit l'espace et le temps. Cette prise de conscience se retrouve dans les situations où il « teste » l'adulte.

Lors de la mise en place de stratégies pour détourner l'interdit, il est capable de coordonner différentes actions pour atteindre un but ; ces stratégies peuvent se mettre en place dans le cadre même de la situation, ou en décalage (recours à une tierce personne), et s'appuient alors sur la fonction symbolique.

Nous assistons à l'évolution de l'opérativité sensori-motrice : la coordination des actions révèle la capacité d'effectuer des abstractions pseudo-empiriques.

10.2.5. Le rôle de l'adulte

La nécessaire adaptation de l'adulte aux compétences de l'enfant est particulièrement importante pour une bonne gestion des interdits à l'intérieur du système adulte - enfant.

Il est intéressant d'observer à quel moment les parents commencent à adresser des interdits à l'enfant. Comme nous l'avons vu plus haut, cela correspond aux progrès de l'autonomisation motrice de l'enfant, mais de plus, l'enfant est perçu par les parents comme étant capable de comprendre l'interdit. A un âge plus précoce bien sûr, l'adulte empêche l'enfant d'effectuer certaines actions : à trois mois la mère enlève de ses mains le collier auquel le bébé s'agrippe, à 6 mois, il sera éloigné de la tasse de café brûlant. Même si le geste est accompagné de la verbalisation « non, non, il ne faut pas faire ça », l'adulte ne s'attend pas à être obéi. En revanche, vers l'âge de 8-9 mois, une véritable éducation commence. Cette conduite des parents est à rapprocher de la perception qu'ils ont de l'intentionalité de la requête et plus généralement de la communication de la part de leurs enfants. Vient donc le moment où l'enfant est amené à comprendre la notion d'interdit.

Nous avons vu que cette compréhension dépendait de la capacité d'établir des liens de causalité entre l'activité de l'enfant, les objets et la réaction de l'adulte. Pour que cela soit possible, il faut que cette dernière soit stable et cohérente au fil de la répétition des situations. Si l'adulte est permissif un jour et très strict le lendemain, l'enfant ne pourra plus repérer la notion d'interdit.

De plus, cette stabilité devra être souple et évoluer selon les compétences de l'enfant. On ne laissera pas un livre auquel on tient entre les mains d'un bébé de 9 mois, alors qu'on laissera un enfant de 18 mois le feuilleter, le sachant capable de ne pas en déchirer les pages. Selon les progrès de la motricité, il y aura un âge à partir duquel on permettra à l'enfant de monter l'escalier, etc.

Cette évolution s'effectue à l'intérieur du système adulte - enfant, les compétences de l'enfant venant modifier le comportement de l'adulte et réciproquement. Ces compétences s'expriment sur le plan de la causalité, de la construction de l'espace, du temps, de la connaissance des objets et des personnes, etc.

Conclusion

« Il est interdit d'interdire ». Les années qui ont suivi Mai 1968 ont été marquées par une éducation permissive. L'interdit était porteur d'une connotation péjorative. Il était soupçonné d'entraver le développement de la personnalité de l'enfant. Nous ne discuterons pas des résultats de ce type d'éducation, mais nous reviendrons à l'observation des enfants cités, qui ont tous été confrontés les uns et les autres à certaines limites, assez similaires d'ailleurs dans les différentes familles. Nous avons vu que très rapi-

dement, les enfants comprenaient les interdits des deux types : liés à un danger (prise de courant par exemple) ou liés à la dégradation du cadre de vie (plantes vertes, arrachage du papier-peint, etc.). « Comprendre » ne signifie d'ailleurs pas toujours « obtempérer » mais ces enfants capables de maintenir leur activité dans certaines limites, sont sans doute laissés plus libres d'agir, plus autonomes que des enfants qui doivent être surveillés sans cesse (Thollon-Behar 1990). Ils auront donc plus de possibilité de se construire dans l'action.

D'autre part, la gestion des situations d'interdit à l'intérieur du système adulte - enfant permet toute une élaboration cognitive, qui favorise la construction du sujet ainsi que les différentes structurations sensori-motrices.

Nous n'avons pas abordé un des préceptes contemporains de l'éducation : l'explicitation de l'interdit. Aux âges observés (avant 18 mois), l'enfant n'est pas encore capable de comprendre le pourquoi des interdictions, que ce soit par rapport à un danger ou au fait d'abîmer un objet. Malgré cela, souvent les verbalisations de l'adulte dans ce sens accompagnent le « non » et seront comprises, peu à peu, à partir du contexte, vers l'âge de 2 ans.

Pour conclure, même si ces confrontations à l'opposition de l'adulte sont des moments difficiles à vivre dans l'instant par l'enfant (et par ses parents !), elles sont indispensables à un développement harmonieux du sujet et à son adaptation sociale.

11. Interactions avec une personne relatives à un objet

Ce type de situations regroupe toutes celles qui n'ont pas été prises en compte dans les chapitres précédents. Les interactions sont orientées vers un objet réel. Bien sûr, nous retrouverons des points communs avec les situations relatives à la nourriture, l'aliment étant un objet parmi tant d'autres. De même, les situations d'interdit ne sont qu'un cas particulier de cet ensemble plus large que sont les situations relatives à l'objet. Les nécessités de l'analyse ont conduit à un certain découpage qui induit parfois des chevauchements entre les différents thèmes.

11.1. Les premières interactions à propos d'un objet

Dès la naissance, le bébé voit, mais avec une vision floue au-delà de vingt centimètres. L'acuité visuelle s'accroît au cours de la première année avec la maturation du système nerveux. Mais, même lorsqu'il ne bénéficie pas encore d'une vision aussi nette que celle de l'adulte, le bébé exerce une activité perceptive et explore visuellement le monde qui l'entoure.

Etienne 1.3 : *Quand je le porte d'une pièce à l'autre, il regarde attentivement ce qui l'entoure.*

3.24 : *Il s'agite et vocalise en regardant le mobile.*

Nous pourrions évidemment multiplier les observations de ce type. Mais nos préoccupations sont orientées vers les interactions : quand l'enfant et l'adulte commencent-ils à interagir « à propos » d'un objet ?

Etienne 2.27 : *Parfois, lorsqu'il regarde un objet fixement, sa respiration s'accélère et il s'agite. Je lui montre alors l'objet en l'approchant.*

L'adulte interprète certains indices corporels : accélération de la respiration, agitation, regard fixe, comme une manifestation d'intérêt, et agit en conséquence en favorisant l'activité perceptive de l'enfant : il approche l'objet de l'enfant, verbalise, etc.

Ce n'est donc pas l'objet qui est introduit dans les interactions entre l'enfant et l'adulte, mais ce dernier qui intervient entre le bébé et l'objet.

Etienne 5.6 : *Il marque son intérêt (ou plutôt on peut constater son intérêt) en agitant le pied dans son relax. Réaction d'excitation ?*

5.13 : *Quand quelque chose l'intéresse, il remue la jambe (dans son relax).*

5.19 : *Il bat des pieds et des mains quand il est fortement intéressé par quelque chose.*

Nous pouvons supposer (les observations ne le précisent malheureusement pas) que l'entourage persiste dans l'interprétation de ces manifestations d'intérêt et « médiatise », en quelque sorte, l'activité perceptive du bébé. En effet, à cet âge précoce, sa motricité et ses capacités de manipulation sont réduites, il ne peut encore aller vers l'objet ou le spectacle qui l'intéresse ; les adultes interviennent alors pour favoriser son exploration du réel.

Les premières interactions à propos d'un objet commenceraient donc à l'initiative de l'adulte, qui s'interpose entre l'objet et le bébé. Au cours de cette première étape, alors que par ailleurs les interactions avec les personnes sont déjà variées (regards, sourires, vocalisations), il semble que le bébé ne soit pas capable de prendre en compte à la fois l'objet et l'adulte présent (ce que C. Moro et C. Rodriguez (1989) appellent des « interactions triadiques »). Un changement apparaît vers 6-8 mois.

Etienne 6.21 : *Dans sa chaise haute, il fait tomber ses jouets puis me regarde.*

8.18 : *Il aime beaucoup un petit jouet mécanique que l'on remonte avec une clé. Alors que le jouet s'est arrêté, il le regarde en souriant, me regarde, puis regarde à nouveau le jouet. Même séquence plusieurs fois.*

9.21 : *Il joue avec une toupie, je la fais tourner, quand elle s'arrête il me regarde en la touchant : je la remonte à nouveau.*

9.29 : *Sa grand-mère manipule son nouveau jouet, quand elle s'arrête, il regarde sa main et essaie de l'attraper.*

Jean 8.20 : *Il joue avec un jeu qu'il aime beaucoup, me regarde et rit en recommençant à jouer.*

8.30 : *Il joue avec un petit personnage et découvre un trou d'un côté, il enfile son doigt et me regarde d'un air étonné. Il joue ensuite longtemps à explorer ses jouets.*

Dans ces deux dernières observations, Jean semble prendre sa mère à témoin de son activité ludique et exploratoire. Le regard qu'il lui lance est qualifié par cette dernière, dans la deuxième observation : « un regard étonné ». Cela l'amènera peut-être, alors, à intervenir : « il y a un trou, tu mets ton doigt dedans, etc. » et à accompagner l'activité de l'enfant en la commentant. De même, dans la série des observations d'Etienne, le regard est décrit ; mais il peut être interprété alors en terme de requête : de *ramasser le jouet, de faire tourner la toupie, de remonter le mécanisme.*

Ces premières interactions à propos d'un objet débutent donc par des interventions de l'adulte interprétant l'intérêt du bébé pour l'objet, et favorisant alors son activité perceptive en approchant l'objet par exemple. Il peut également l'agiter, le faire fonctionner, lui faire faire du bruit.., c'est-à-dire produire certains effets que le bébé va attendre. Mais à ce stade, ce dernier n'est pas encore capable de les demander en utilisant des conduites de requête conventionalisées. Ces interactions évoluent donc avec l'attente de l'enfant à l'égard de l'activité de l'adulte, et qui se manifeste par le regard qu'il porte sur lui. Si, à ce niveau, il n'y a pas encore d'intentionalité réelle de requête et pas du tout d'expression de conduites conventionnelles, *celles-ci vont apparaître rapidement.*

11.2. Les conduites intentionnelles d'interaction relatives à un objet

La *série d'observations étudiée ci-dessus* (Etienne 6.21, 8.18, 9.21, 9.29, et Jean 8.20, 8.30) comporte déjà les deux grandes catégories d'interactions relatives aux objets : le requête et la déclaration que définit E. Bates. Ces données en illustrent les prémisses.

La classification des conduites de communication intentionnelle dans les deux structures, requête et déclaration (appelée plus haut également « commentaire ») est apparue tout à fait pertinente dans les situations précédentes. Ceci est toujours vrai en ce qui concerne les interactions relatives aux objets. Ainsi, Jean semblait prendre l'adulte à témoin au cours de ses explorations et montrait ainsi son intérêt pour un objet. Cette conduite illustre les débuts de la structure déclarative qui se prolonge en marquage *de l'objet ou de l'événement par des vocalisations* ou des gestes. Le geste de désignation qui joue un rôle important dans la genèse de la représentation pour certains auteurs apparaît alors. Un peu plus tard, la désignation se précise et devient qualification de l'objet ou de l'événement.

De même, Etienne regardait l'adulte « comme s'il » voulait le faire agir sur un objet, sans avoir pu qualifier cet acte de véritablement intentionnel. Au niveau que nous allons étudier maintenant, l'expression de requêtes plus ou moins ritualisées apparaît, portant soit sur un objet soit sur une action sur un objet.

Nous terminerons cette partie par l'analyse des jeux autour d'un objet, essentiellement jeux d'échange avec le partenaire ou jeux d'imitation.

11.2.1. Marquage - qualification d'un objet ou d'un événement

Lorsque l'enfant a 3 mois, l'adulte repère son intérêt pour un objet par l'accélération de sa respiration, la qualité de son regard, une agitation motrice particulière. Vers 9 mois, apparaissent les premières conduites intentionnelles d'expression de l'intérêt de l'enfant, elles se manifestent sous plusieurs formes.
Werner et Kaplan ont étudié le « concept » de désignation d'après cette perspective et décrivent une genèse allant de la formation des objets de contemplation à la « description gestuelle motrice » (l'enfant imite par son geste la forme des objets pour les représenter), en passant par la désignation gestuelle et vocale. L'une de nos observations illustre tout à fait l'un des aspects de cette théorie.

a) les vocalisations

Etienne 7.1 : *Vocalisations joyeuses, quand on lui donne quelque chose.*

8.27 : *Depuis quelques jours, il vocalise sur un ton joyeux et chantant quand il voit quelque chose qui l'intéresse et qu'il peut attraper (il faut alors se méfier), il le fait aussi en retrouvant ses peluches qu'il apprécie beaucoup.*

9.1 : *Vocalisations joyeuses en voyant ses jouets.*

9.26 : *Il exprime de plus en plus finement par des vocalisations de différentes intonations : son intérêt [ae] devant le sapin de Noël par exemple, son plaisir, son agacement.*

Mathilde 8.31 : *Quand on lui montre quelque chose qui lui plaît, elle dit [ata, ata, ata].*

9.5 : *Elle dit [ata ata] très souvent quand elle voit ses jouets ou ses poupées.*

Jean 7.17 : *La même vocalisation [ein] marque la réaction à différents événements : écoute d'un bruit nouveau (horloge, klaxon, etc.), sonnerie du téléphone, voix d'une personne que l'on ne voit pas, entrée dans une pièce, etc.*

8.1 : *Beaucoup de vocalisations avec intonation servant à dialoguer avec l'entourage par exemple [a/] (intonation montante) quand il regarde quelque chose et qu'il est dans mes bras.*

8.4 : *Il fait [be] quand il entend un bruit particulier, sa sœur ou quand il voit un de ses jouets.*

9.11 : *Quand il voit un nouvel objet, ou qu'il entend un bruit inhabituel, il fait [ae ?] avec une intonation interrogative.*

10.6 : *Il fait [el] quand il voit un objet qui l'intéresse.*

10.24 : *Il dit toujours [be] en retrouvant un jouet, parfois le ton est interrogatif devant un objet inconnu.*

Pauline 11.25 : *Elle dit [ma] en voyant le dessin dans son assiette, la vache sur le yaourt, la photo du bébé sur la boîte de blédine.*

11.26 : *Elle dit [ma] quand elle voit un dessin ou une photo.*

11.30 : *Elle dit souvent [a!] quand on lui montre quelque chose.*

Plusieurs points intéressants se dessinent dans cette série d'observations :

Les vocalisations se dégagent du « babil » habituel, elles sont reconnaissables par l'adulte : [ata], [be], [ma]..., et apparaissent dans des situations particulières où l'enfant voit quelque chose qui l'intéresse. L'adulte repère ainsi l'intérêt de l'enfant pour un objet ou un bruit, à tel point qu'il peut anticiper sur les tentatives de manipulations inopportunes d'Etienne 8.27.

L'intonation joue un rôle important et permet ainsi la reconnaissance par l'adulte de ce marquage de l'intérêt (intonation montante, ton exclamatif, joyeux, etc.).

Les vocalisations ont une forme fluctuante : Jean produit successivement [ein], [a] [be].

Dans cette activité de marquage de l'intérêt de l'enfant, nous retrouvons deux aspects du langage, la forme vocale et l'intonation, dans leurs prémisses : la forme n'est pas fixe. Mais ces vocalisations commencent à se dégager de l'activité vocale habituelle dans un certain contexte.

Ces vocalisations ont une fonction dans l'interaction : l'adulte, reconnaissant l'intérêt de l'enfant pour certains événements, va interagir avec lui à ce propos ; par exemple en apportant un commentaire : « tu entends le téléphone », « il est beau, le sapin de Noël », en rapprochant l'enfant ou en agissant sur l'objet pour reproduire l'effet intéressant. Ces conduites se situent dans le prolongement de celles que nous avions observées au cours des premières interactions.

Au-delà de ce marquage de l'intérêt de l'enfant, les échanges qui s'appuient sur ces vocalisations participent donc à l'élaboration des connaissances en favorisant les manipulations de l'objet.

b) Le geste de l'index

Mathilde 8.10 : *Depuis quelques jours, elle touche les objets avec son index pour s'amuser.*

8.30 : *Elle pousse un cri et montre avec son index quand il y a quelque chose qui l'intéresse : jouet, poupée...*

David 11.00 : *Il aime allumer la lumière ou toucher les interrupteurs, quand il est dans nos bras, il montre souvent avec l'index l'interrupteur en disant [a ! a !].*

Etienne 1.0.10 : *Geste du doigt pour montrer l'assiette accrochée au mur, le geste est accompagné d'une vocalisation modulée : [ae!].*

1.2.05 : *Il désigne une assiette accrochée au mur et vocalise .*

1.2.25 : *Il dit [la] en désignant les dessins des livres ou un objet qui l'intéresse.*

Paradoxalement, le geste de pointing qui fait l'objet de tant de développements théoriques, apparaît peu dans les données que nous possédons. D'autre part, il est toujours accompagné de vocalisations telles que celles décrites ci-dessus.

Les observations de Mathilde 8.10 et 8.30 illustrent l'origine du pointing : d'abord elle touche les objets du doigt, puis elle les désigne. Cette évolution est décrite par Werner et Kaplan.

Jean 1.0.23 : *Il dit [ga ga] en entendant sa grand-mère dire « regarde » à sa sœur. Il tend le doigt pour montrer quelque chose à travers la vitre (nous sommes en voiture), il répète [ga ga] quand on dit « regarde ».*

1.1.0 : *Il dit [ga ga] en désignant du doigt le balcon où viennent les oiseaux (le geste de désignation est différent de celui qui désigne ce qu'il veut, c'est une imitation de notre geste).*

1.1.3 : *Il déchire un papier et me le tend en disant [ga].Nous sommes vers la fenêtre, il montre l'extérieur en tendant le doigt et en disant [ga]. Il regarde la télévision et se tournant vers moi, il me la montre du doigt tout excité.*

1.1.5 : *Au moment de se coucher, il remarque les dessins de la tapisserie et les montre du doigt en disant [ga ga] très excité (je lui nomme alors les différents motifs en les montrant).*

1.1.7 : *Il dit [ga] en sortant du gymnase et en montrant du doigt l'extérieur tout en regardant attentivement (j'ai l'impression qu'il découvre qu'il y a des choses à regarder).*

Il dit [ga] en montrant le papier peint dans la salle de bain puis les dessins sur la boîte de couches. Sa sœur lui décrit alors les différents dessins.

Cette série d'observations constitue une autre illustration de la théorie de Werner et Kaplan. Pour eux, l'une des étapes de la genèse de la fonction symbolique est la formation du « monde des objets de contemplation » : les objets ne sont plus « à manipuler », ils sont « à regarder ».

L'origine du geste de désignation chez Jean est une imitation de l'adulte, qui a effectué ce geste devant lui, pour un autre destinataire que lui (sa sœur). Il se met alors à reproduire le geste et la vocalisation qui l'accompagne, « regarde » devient [ga ga]. Au début, il s'agit d'une imitation non signifiante : Etienne montre « n'importe quoi » à travers les vitres de la voiture. Ce geste de désignation est différent du geste de requête : geste de la main, paume ouverte, le plus souvent. A 1.1.0 et 1.1.3, le geste devient signifiant, Jean montre les oiseaux, les morceaux de papier.

Un changement se produit dans son attitude le même jour, lorsqu'il montre la télévision. Il présente une réaction d'excitation comme s'il la découvrait, alors que cet objet fonctionne devant lui depuis longtemps. De la même façon, il semble découvrir les dessins dans sa chambre, le monde extérieur. Ces observations correspondent d'une façon spectaculaire (et qui n'a été observée que chez cet enfant) à la formation des objets de contemplation. Jean s'approprie par imitation un geste de désignation qui l'amène à prendre du recul par rapport au réel. Le fait qu'il se mette à « regarder attentivement » prouve qu'il prend conscience d'une activité de perception sur le monde extérieur. Auparavant, il voyait sans voir, maintenant il observe.

Le marquage de l'intérêt pour un objet ou un événement présente donc deux aspects : soit l'enfant prend l'initiative et montre par différents moyens (vocalisations, geste de l'index) ce qui l'intéresse, soit il assimile l'activité de désignation que l'adulte exerce devant lui ou pour lui ; cela l'amène alors à découvrir le monde qui l'entoure.

c) Autres gestes

Pauline 1.2.4 : *Depuis quelques jours, elle imite le geste « index levé », quand on lui dit « écoute » par exemple : « écoute, papa ouvre la porte », « écoute la musique, le chien, etc. ». Aujourd'hui, elle touche ma montre en faisant le geste « écoute ».*

1.2.5 : *Elle lève l'index en entendant l'horloge chez ses grands-parents .*

1.2.6 : *Geste « écoute » en entendant son père ouvrir la porte.*

1.2.8 : *Geste « écoute » en montrant le réveil puis quand son père met de la musique, il lui dit « écoute », elle répète [coute].*

1.3.11 : *Elle fait le geste « écoute » en entendant une chanson à la radio, une voiture démarrer dans le garage, quand elle voit et entend une voi-*

ture à la télévision, quand elle entend du bruit dans l'escalier sans voir la personne qui descend. Chaque fois qu'elle fait le geste, elle me regarde.

Là encore, le geste est créé par l'imitation du geste de l'adulte qui propose cette façon de marquer l'activité d'écouter. Ce geste de l'index levé près de l'oreille, est en fait un geste de désignation d'un « objet sonore ». Il faut noter que ce geste est fréquemment employé par l'adulte lors des interactions avec l'enfant et est souvent accompagné de commentaires expliquant l'origine du bruit.

Werner et Kaplan évoquent la formation des objets de contemplation, ici il s'agit de la découverte des « objets à écouter ». L'enfant n'évolue pas seulement dans un monde visuel, il est également plongé dans un monde de bruits et il montre, par l'expression de ce geste de désignation, qu'il en différencie certains par rapport à l'ambiance sonore qui l'environne. Que ce soit le bruit d'une voiture, dans différents contextes (au garage, à la télévision) *une chanson* ou les bruits de pas dans l'escalier, l'enfant marque par le geste qu'il repère ces bruits, qu'il les reconnaît, qu'ils sont porteurs d'une signification.

Monde visuel, monde auditif mais aussi monde tactile que Pauline, dans les observations suivantes, découvre :

Pauline 1.2.11 : *Elle secoue la main quand elle passe vers le four chaud ou quand elle touche quelque chose de chaud.*

1.2.14 : *Elle continue d'agiter la main en présence d'un objet chaud : le four, le bol, etc.*

1.2.19 : *Quand on dit « c'est chaud » : autre geste, elle souffle par la bouche (lié à la nourriture).*

1.2.23 : *Je lui dis « tu as chaud » : elle souffle.*

1.3.0 : *Elle agite la main quand elle trouve un objet chaud, même s'il n'est pas brûlant : par exemple le moteur de l'aspirateur après qu'il ait fonctionné.*

1.3.8 : *Elle touche le radiateur fait le geste de la main, puis souffle (comme on souffle sur une cuillère pour la faire refroidir). Elle fait le geste de la main « c'est chaud » en touchant l'aspirateur avant qu'il ait fonctionné et après. Elle fait le geste « c'est chaud » quand elle voit de la vapeur sortir de la cocotte minute.*

1.3.11 : *Elle secoue la main (geste « c'est chaud ») pour quelque chose qui pique ou en touchant un ballon de baudruche.*

1.3.12 : *Geste de la main en touchant une assiette froide, je lui dis alors « non, ce n'est pas chaud, c'est froid ».*

1.3.14 : *Je quitte un pull devant elle, elle souffle comme pour « c'est chaud ». Peu de temps après, elle me donne sa poupée en tirant sur sa robe et en soufflant.*

1.3.20 : *Elle essaie d'ôter le manteau d'un copain et « souffle » (« c'est chaud »).*

1.3.16 : *Elle veut que je quitte ma veste et le montre en essayant de l'ouvrir et de défaire les boutons, en vain ; elle me regarde et souffle comme pour « c'est chaud ».*

Depuis sa naissance, le bébé touche des objets ayant des textures, des consistances, des températures différentes. Dans cette série d'observations, Pauline semble prendre conscience de ces différents aspects et propriétés de l'objet, et les symbolise par deux gestes.

L'origine est difficile à déterminer. Pour le geste de secouer la main, peut-être est-elle dans l'imitation de l'adulte qui l'utilise pour mettre en garde l'enfant devant certains objets : la porte du four, une cheminée. Il marque lui-même le danger par le geste tout en verbalisant « attention, c'est chaud ». Le geste de souffler par la bouche afin de refroidir la nourriture est fréquent. Dans un premier temps, il est effectué lorsque l'enfant touche un objet chaud et un peu plus tard, lorsqu'il entend les mots « c'est chaud » ; il est donc lié à un message verbal. A 1.3.8, l'enfant produit les deux gestes simultanément en touchant le moteur de l'aspirateur. Dans les observations 1.3.14 et 1.3.16, le geste de souffler semble davantage être lié à la sensation interne d'avoir chaud.

Les significations étant ainsi établies, les gestes prennent différentes fonctions et renvoient à plusieurs processus cognitifs.

Pauline effectue le geste lorsqu'elle touche un objet chaud ou froid, ou de consistance particulière : ballon de baudruche, objet pointu. La signification du geste n'est donc pas liée à la chaleur, mais à la distinction d'une propriété particulière. Le geste n'est pas réellement qualifiant mais, comme les gestes de désignation marquant les activités perceptives de regarder et d'écouter, il différencie une certaine propriété perceptive tactile. En ce sens, il est lui aussi un geste de désignation.

Pauline produit le geste en touchant l'aspirateur avant qu'il ait fonctionné (il est alors froid) et après. Elle fait une comparaison entre deux états d'un objet et marque cette prise de conscience de la différenciation par le geste « c'est chaud ». Cette conduite est un progrès par rapport à la simple désignation d'une propriété particulière.

Dans l'observation 1.3.14, Pauline commente une action que l'adulte effectue devant elle ; il ne s'agit plus du marquage d'une propriété de l'objet, le geste est d'ailleurs différent et, comme nous l'avons dit plus haut, il évoque *davantage la sensation interne de chaleur. Pauline symbolise ainsi l'action* d'enlever un vêtement. Le geste n'est plus relatif à un objet mais à une action.

Dans les observations 1.3.14, 1.3.16 et 1.3.20, le geste employé précédemment dans le commentaire de l'action est transféré à l'expression de la requête de faire ôter un vêtement (à la poupée ou à autrui). Elle évoque une action à l'aide d'un symbole, il s'agit donc d'une abstraction réfléchissante qui marque l'émergence de l'opérativité au cours du stade sensori-moteur.

Nous allons maintenant confronter cette hypothèse à l'analyse des situations de requête d'un objet ou d'une action sur un objet.

11.2.2. Requête d'un objet ou d'une action sur un objet

De nombreux travaux s'intéressent à la production de la requête et se situent dans le courant de la linguistique pragmatique. J. Bernicot et H. Marcos (1990) étudient le développement des formes prélinguistiques et linguistiques de la demande selon l'hypothèse suivante : l'acquisition de la demande est caractérisée par le passage de routines de communication à des stratégies de communication. Les premières apparaissent lors de situations familières : elles se définissent par un lien fixe entre la forme du message, une situation sociale habituelle et une action à réaliser par l'interlocuteur. Dans une première phase, si la situation change, l'enfant n'est pas capable de s'adapter et reproduit un comportement stéréotypé. Dans une deuxième phase, le message sera produit ou reformulé en s'adaptant à la nouvelle situation : il s'agit alors de stratégies définies par un lien variable entre les différents éléments de la demande.

Harding et Golinkoff (1979) quant à eux recherchent le niveau de causalité requis pour que l'enfant produise des vocalisations intentionnelles dans une situation de requête d'un objet. Ils étudient le passage des actes perlocutoires aux actes illocutoires.

Ces derniers se penchent sur les facteurs cognitifs qui sous-tendent l'expression de la demande, alors que J. Bernicot et H. Marcos effectuent une description de l'évolution du processus de communication.

Nous reviendrons sur ces travaux en les comparant à notre propre analyse. Notre objectif sera également de replacer les conduites de requête dans l'ensemble des conduites d'interactions relatives à l'objet. En particulier nous serons amenée à comparer l'évolution parallèle et interdépendante de la demande et de la désignation.

Certaines situations de requête ont déjà été évoquées dans les chapitres précédents : requête de partir, et surtout de nourriture. Cette dernière passe d'expressions qualifiées de « primitives » (pleurs ritualisés, balancement, tension vers l'objet) à l'utilisation de gestes conventionnels qui deviennent des symboles. Ces progrès sont fondés sur la causalité, qui, de « causalité efficace », devient « causalité représentative ». Ce processus s'appuie sur l'interprétation que l'adulte donne aux gestes de l'enfant.

a) Requête d'un objet

Nous distinguerons « demander un objet » de « solliciter l'aide d'autrui pour faire fonctionner un objet ».

- **Cris et pleurs**

  Etienne 7.1 : *Il continue de crier intentionnellement et ceci de plus en plus fréquemment quand il perd l'objet qu'il manipulait ou le gâteau qu'il mangeait.*

  Laurine 10.24 : *Elle est dans son lit, elle pleure très fort, j'y vais et me rends compte qu'elle a fait tomber sa poupée préférée par terre. Je la lui ramasse et je m'en vais. Cela fait quelques jours qu'elle pleure de cette façon-là, chaque fois qu'il lui arrive le même petit « incident ».*

  Jean 1.0.17 : *Il réclame le citron qui est sur la table en le regardant et en pleurant.*

Curieusement, ce sont les trois seules observations que nous ayons recueillies dans lesquelles la requête d'un objet s'exprime par des cris ou des pleurs. Pourtant ce type de comportement semble relativement fréquent. Encore une fois, la consigne donnée aux maman - observatrices, « comment l'enfant se fait-il comprendre ? », a entraîné la sélection de conduites présentant un début de ritualisation. Les cris d'Etienne sont qualifiés « d'intentionnels » et possèdent peut-être des caractéristiques d'intensité et de son particulièrement reconnaissables. Les pleurs de Laurine sont devenus eux aussi, « depuis quelques jours », porteurs d'une signification pour sa maman, qui réagit en réponse, en donnant l'objet.

Le regard, pour Jean 1.0.17, joue un rôle essentiel dans la désignation et remplace le geste de la main.

Nous observons donc déjà, dans ces trois conduites, un début de conventionalisation qui s'appuie sur la réponse apportée par l'adulte aux pleurs et aux cris. Il s'agit de conduites reconnues comme intentionnelles par l'entourage. Mais nous pouvons nous demander dans quelle mesure elles s'adressent à un adulte, considéré comme agent possible de l'action. Bruner, dans sa définition des conduites intentionnelles, inclut le regard dirigé vers autrui qui n'apparaît pas, par exemple, pour Etienne 7.1.

- **Le geste de désignation**

  Etienne 10.29 : *Il désigne toujours du doigt ce qu'il veut et me regarde en même temps, il ne fait d'ailleurs ce geste que lorsque je le regarde.*

  David 8.15 : *Il tend le bras vers l'objet qu'il veut : aujourd'hui le nounours à deux ou trois mètres de lui.*

  François 1.0.8 : *Assis sur les genoux de son grand-père, il tend la main vers la table en l'ouvrant et en la fermant (grand-père interprète « tu veux du pain ».) Même chose après le biberon du matin.*

  Jean 11.14 : *Le geste de désignation est fait pour montrer ce qu'il veut.*

  1.0.8 : *Il désigne ce qu'il veut avec la main. Si on lui donne autre chose, il détourne la tête ou fait le geste « non », il sait ainsi très bien se faire comprendre.*

  Pauline 10.4 : *Quand elle veut quelque chose, elle fait parfois un petit geste de la main, elle ouvre et referme les doigts plusieurs fois, bras tendu vers ce qu'elle veut.*

Si les observations où la requête s'exprime par des cris ou des pleurs sont peu nombreuses, celles où le geste de la main ou du doigt est employé, le sont beaucoup plus.

A la lecture des plus caractéristiques d'entre elles, il ressort que le geste de désignation prend plusieurs formes : tendre le doigt, tendre le bras, tendre la main tout en l'ouvrant et en la fermant, le geste de l'index n'étant pas le plus fréquent. Ceci confirmerait l'hypothèse selon laquelle la désignation viendrait au terme de l'évolution du geste dirigé vers l'objet, d'abord pour l'empoigner, puis le toucher et enfin le montrer (Werner et Kaplan p. 32).

Notons chez Etienne le regard qu'il dirige vers sa mère comme pour vérifier qu'elle est attentive à sa conduite. D'après Bates (1979), le regard vers l'interlocuteur serait lié à la requête au moment de l'émergence de la communication intentionnelle. Elle rattache ce phénomène à la conventionalisation des comportements. Plus tard, l'enfant n'aurait plus besoin de s'assurer de l'effet de son geste, sauf lorsqu'il n'obtient pas de réponse.

L'interprétation donnée par l'entourage au geste, joue un rôle important dans la conventionalisation de cette conduite de désignation, et l'entourage (le grand-père par exemple) doit deviner ce que l'enfant désire d'après son expression. Cette compétence de l'adulte est essentielle dans le processus de ritualisation.

Pour que ce soit possible, il faut que la conduite soit suffisamment explicite. Rappelons l'observation d'Adrien 1.1.0 dont le geste trop vague ne permettait pas à l'adulte de le comprendre. Le regard vers l'objet qui accompagne le geste, aide sans doute à la compréhension.

En ce qui concerne l'observation Jean 1.0.8, le même type de conduite a été relevé dans les situations liées à la nourriture et dans les situations de refus. Il témoigne de la capacité de l'enfant à coordonner différents gestes porteurs de signification, pour exprimer un choix. Cette étape est importante pour l'autonomisation de l'enfant qui peut commencer à exercer un pouvoir sur l'adulte.

Dans l'analyse des situations liées à la nourriture, le geste de requête était souvent accompagné de vocalisations ou de mots. Nous retrouvons cette caractéristique avec les objets.

- **Le geste de désignation accompagné de vocalisations**

  Etienne 10.29 : *Il fait un [a!] d'admiration en tendant le doigt vers le jouet de son frère, s'arrête puis recommence. Je le lui donne, il s'arrête.*

Le [a!] marque l'intérêt pour un objet, non seulement pour le partager avec autrui mais pour le réclamer. Etienne coordonne ici deux gestes significatifs.

Pauline 1.0.5 : *Elle dit [ma] en montrant ce qu'elle veut obtenir, [mama] semble être une forme plus insistante.*

Pauline utilise depuis quelques jours cette vocalisation pour accompagner certaines actions, ce [ma] continuera de marquer la requête de l'objet ou de l'action sur un objet, pendant deux ou trois semaines.

Jean 1.0.16 : *Il dit [maman] quand il désire quelque chose, ce n'est pas spécialement dirigé vers moi.*

Nous remarquons que Pauline et Jean produisent une vocalisation ressemblante. Dans l'analyse des situations d'interaction avec les personnes nous avions noté l'émergence d'une vocalisation privilégiée : [mama] lorsque l'enfant a du chagrin. Celle-ci évolue jusqu'à la véritable dénomination grâce à l'attention particulière que la mère lui accorde. Nous la retrouvons ici sans l'intonation de plainte relevée précédemment, accompagnant le geste de requête. Elle sera sans doute très efficace en attirant l'attention de la mère sur cette conduite, mais ne peut encore être considérée comme un mot.

b) Requête d'une action sur un objet

Ici, l'enfant demande à la personne présente de faire fonctionner un objet. Parmi les observations recueillies pour cette recherche, ce type de requête représente une part plus importante que les précédentes. Or les travaux s'intéressant à la production de la demande placent habituellement l'enfant dans des situations de requête de l'objet. Il nous paraît important de distinguer ces deux aspects qui impliquent des processus cognitifs différents, en particulier sur le plan de la fonction symbolique.

- **Les pleurs**

  Etienne 9.27 : *Il pleure en regardant sa sœur quand elle arrête de le pousser sur son porteur.*

Là encore, c'est la seule observation recueillie où la requête se traduise par les pleurs alors que, sans doute, il s'agit d'un mode d'expression privilégié chez le jeune enfant lors d'une situation frustrante. Les « mères observatrices » ne l'ont donc pas considéré comme un moyen de communication.

en tendant l'objet

Etienne 10.4 : *Deux pièces du jeu de construction se sont déboîtées, il me les tend (pour que je les réemboîte ?).*

1.1.29 : *Plusieurs fois de suite, il amène ses chaussures neuves (pour que je les lui mette ?).*

David 9.28 : *Il me donne son lapin pour que je fasse du bruit avec.*

Ici la requête s'exprime uniquement par le geste de tendre l'objet sur lequel l'action de l'adulte doit s'exercer. La part d'interprétation de ce dernier est importante, et dépend de la complexité de l'objet. Dans ces trois observations, la demande ne semble pas poser de problème.

- **En agissant sur le corps d'autrui**

  Pauline 10.7 : Sa grand-mère lui montre un jeu sur le tableau des découvertes, qu'elle ne sait pas faire, après avoir essayé en vain, elle prend la main de sa grand-mère et la dirige vers le jeu.

  Etienne 10.24 : *Il jette un jouet par terre alors qu'il est dans sa chaise haute, puis pleurniche. Il attrape mes mains et les dirige vers le jouet tout en me regardant.*

  1.1.11 : *Il m'apporte son petit livre en carton en tendant le doigt ; un peu plus tard alors que l'on regarde le livre ensemble, il me prend la main, l'approche du livre et la guide pour montrer chaque dessin.*

  1.1.19 : *Il prend la main de son frère pour lui faire désigner les dessins du livre.*

  1.2.20 : *Il vient me prendre par la main alors que je suis dans la cuisine et m'emmène jusque devant la porte fermée de la chambre de son frère.*

Là, il me la montre du doigt et vocalise. J'interprète « tu veux que j'ouvre ? ». Dès que j'ouvre la porte, il se précipite à l'intérieur.

Jean 1.2.16 : *Il a mis un bouchon dans un autre et n'arrive plus à le sortir, il crie, je renverse alors le grand bouchon pour faire sortir le petit. Il le remet dedans et crie à nouveau en tendant la main vers moi (il ne sait pas reproduire mon geste et demande mon aide). La séquence se reproduit plusieurs fois. Quand je ne réagis pas tout de suite, il attrape ma main et la dirige vers les bouchons.*

Ce n'est plus l'objet qui est tendu à l'adulte, mais la main de ce dernier ou son doigt qui est pris par l'enfant pour désigner l'objet, à l'endroit même où l'action doit s'exercer. La requête est ainsi plus explicite. Dans la plupart des observations, la demande s'exprime dans le prolongement d'une action qui vient d'être effectuée, par la grand-mère (Pauline 10.7), par l'enfant lui-même (Etienne 10.24), par sa mère (Jean 1.2.16). L'explicitation de la requête est très nette dans les situations concernant le livre. En effet, l'enfant pourrait se contenter de tendre le livre à l'adulte (ou à son frère), l'activité habituelle de dénomination étant alors sous-entendue. Ici, il agit sur la main du partenaire dans une imitation de l'activité qui précise la demande. Sur le plan de la causalité, ce type de conduite est classé par E. Bates dans le 4e sous-stade sensori-moteur, l'adulte n'est pas encore considéré comme un agent autonome de l'action.

- **En symbolisant l'action ou le résultat de l'action**

La série d'observations qui suit illustre bien l'évolution de la requête vers la symbolisation :

Etienne 10.15 : *Il me regarde attentivement alors que j'arrête la radio puis peu de temps après « chante » en la regardant.*

10.16 : *Il tend la main vers la radio qui ne fonctionne pas, je la mets en marche puis l'arrête, il me regarde faire, ravi.*

10.19 : *A plusieurs reprises, il vocalise gaiement puis sur un ton de réclamation en tendant la main vers la radio.*

10.20 : *Il tend les bras vers la radio (qui ne fonctionne pas) en produisant des vocalisations très particulières où il se « force » à parler.*

1.1.2 : *Il agite les mains comme pour faire les marionnettes puis désigne la radio.*

La première observation n'est pas encore une requête de faire fonctionner la radio, thème de cette série, mais un marquage de l'événement tel que nous l'avons décrit précédemment. Il se traduit par une imitation, le « chantonnement » d'Etienne. Le lendemain, Etienne désigne de la main l'objet, geste qui est interprété par la mère : elle branche la radio, la mimique

« ravie » de l'enfant valide l'interprétation de la séquence. Trois jours plus tard, une vocalisation de réclamation accompagne le geste de la main, ces deux conduites sont du même type que celles étudiées dans la désignation de l'objet ; elles ne précisent pas l'action que l'enfant désire voir effectuer par l'adulte, ce dernier doit interpréter.

En revanche, le lendemain, Etienne accompagne son geste de la main d'une imitation de langage, c'est-à-dire de ce qu'il entend lorsque la radio fonctionne. Beaucoup plus tard, il utilise un autre geste, celui des « marionnettes », qui symbolise pour lui la musique entendue elle aussi habituellement à la radio.

Cette évolution dépasse un simple processus de ritualisation décrit souvent comme un abrègement du geste, une stylisation. Nous assistons véritablement ici à un processus de symbolisation, avec sélection d'une partie de l'action représentant la totalité, tel que le décrit Bates. Etienne évoque et réclame le fonctionnement de la radio, en imitant le langage ou en symbolisant la musique par un geste créé par ailleurs au cours des interactions, langage et musique étant deux produits de l'objet désigné.

L'adulte comprend cette symbolisation en particulier grâce à la répétition de ces séquences sur quelques jours. Il saisit ainsi facilement le centre d'intérêt de l'enfant.

D'autres observations confirment cette hypothèse :

> Etienne 1.0.13 : *Il me tend sa petite voiture (« sonic flasher ») en imitant, me semble-t-il, le bruit de la sirène ; j'interprète « tu veux que je la fasse marcher ? »*
>
> Pauline 1.1.25 : *Depuis quelques temps, elle fait [hum] quand on essaie d'ouvrir un petit pot (elle imite notre mimique d'effort) ; elle le fait ensuite chaque fois que l'on ouvre une boîte ; elle le fait également en désignant quelque chose qu'elle veut que l'on ouvre, ceci est accompagné du geste « oui ».*
>
> 1.2.5 : *Toujours [hum] pour me faire ouvrir une poche fermée par un fermeture éclair.*
>
> 1.2.7 : *Elle fait [hum] pour faire ouvrir quelque chose.*
>
> 1.2.6 : *Pendant la séance de gymnastique, elle me tend un ballon dégonflé en soufflant par le nez avec insistance, j'interprète « tu veux que je gonfle ? ».*
>
> Mathilde 1.1.13 : *Quand elle veut aller dehors, elle m'apporte son chapeau puis elle va vers la porte et la tape. Je ne bouge pas. Elle enlève alors son chapeau et revient, elle recommence alors la même séquence. A la fin, elle pleure ou se force à pleurer.*

Alors qu'Etienne symbolise, là encore, le résultat de l'action, en imitant le bruit de la sirène de la petite voiture, Pauline symbolise l'action : mimique d'effort, geste de souffler ; Mathilde, quant à elle, symbolise ce qui précède l'action de sortir, en mettant son chapeau et en se rapprochant de la porte.

Pour Pauline, le schème [hum] suit la même évolution que la requête de la radio d'Etienne ; le geste symbolique est d'abord utilisé comme marquage de l'action ou de l'événement pour ensuite l'évoquer. En cela, nous retrouvons tout à fait l'évolution décrite dans les situations liées à la nourriture : le geste accompagne l'action puis s'en détache pour l'évoquer, ici dans une fonction de requête. Ce processus s'appuie, bien sûr, sur la capacité interprétative de l'adulte.

L'observation Mathilde 1.1.13 aurait pu trouver sa place dans les situations de départ. Elle nous permet de faire le lien entre les différentes séries de situations que nous avons choisi de distinguer. Cette requête d'une action sur un objet – ouvrir la porte pour qu'elle puisse sortir – est symbolisée par le geste de mettre le chapeau qui accompagne habituellement l'action de sortir ; il s'est sans doute constitué pour Mathilde, comme indice du départ. La répétition de ces séquences inefficaces – la mère ne bouge pas – montre qu'il s'agit bien d'une symbolisation. Mathilde répète les mêmes gestes afin d'être comprise. Finalement, elle retourne à un mode d'expression moins élaboré : la ritualisation des pleurs.

Bernicot et Marcos (1990) montrent que, dans un premier temps, l'enfant développe des routines de communication rigides et les répète même si elles sont inefficaces. Dans un deuxième temps, il devient capable de mettre en place des stratégies qui s'adaptent à la situation. Dans cette observation, Mathilde n'en serait qu'à la première étape décrite par les auteurs : elle répète sans adaptation sa conduite, et finalement adopte un mode de communication encore moins explicite : les pleurs (mais peut-être est-il plus efficace ?).

> Etienne 1.3.13 : *Il cherche à franchir l'obstacle qui l'empêche d'aller vers l'escalier, en même temps, il se tourne vers sa grand-mère, lui fait le geste « adieu » et dit [la] en désignant la porte.*

Cette observation, rapportée par ailleurs dans les situations de départ, nous l'analysons en termes de combinaison de plusieurs schèmes sociaux élaborés antérieurement : « adieu » lors des situations de départ, geste de désignation (ci-dessus) et vocalisations signifiantes [la] (voir plus loin). Cette capacité de coordonner plusieurs schèmes symboliques permet de penser qu'une telle conduite peut être qualifiée de stratégie, telle que les décrivent Bernicot et Marcos.

Ainsi, l'hypothèse se confirme, selon laquelle l'enfant sélectionnerait un aspect de l'action pour symboliser sa requête, dans un processus représentatif qui dépasse la simple ritualisation du geste, telle que la décrit Bruner. Les conduites de requête sont de plus en plus souples et adaptées à la situation lorsque l'enfant est capable de coordonner plusieurs gestes symboliques.

Il faut remarquer que ce geste issu de l'action ne sera efficace et ne pourra véritablement acquérir sa signification que s'il est compris par l'adulte. Ce processus évolue dans l'interaction.

- **Les jeux avec un objet : jeux d'échange...**

Dans la littérature relative aux interactions enfant - adulte, le jeu tient une place importante qu'il ne possède pas dans les données que nous avons recueillies. Comme nous l'avons déjà vu dans la partie consacrée aux interactions avec les personnes, ceci est sans doute un artefact dû aux conditions expérimentales.

Deux types de jeux peuvent être distingués : les jeux d'échange et les jeux d'imitation.

> Laurine 1.1.22 : *Elle est en train de jouer avec une petite voiture. Je suis à côté d'elle, elle m'ouvre la main et me la met dedans. Je la lui redonne, elle recommence.*
>
> David 9.1 : *Il tend un cube à son père : pour donner ou pour montrer ?*
>
> 9.28 : *Il commence à donner les objets : il ramasse la clé qui est tombée par terre, après l'avoir bien regardée il la donne à son père qui lui a tendu la main.*
>
> Nicolas 10.9 : *Il a un jouet à la main, je lui dis « donne », il me le tend mais ne le lâche pas. Je lui en tends un autre en lui disant « tiens », il le prend.*
>
> Jean 9.6 : *Il tend les objets qu'il a dans la main après avoir appelé [é] si on ne le regarde pas. Mais il ne lâche pas l'objet quand on essaie de le lui prendre.*
>
> 9.8 : *Il joue avec un morceau de papier, je lui dis : « qu'est-ce que tu as ? tu me le montres ? » il me le tend, sans le lâcher quand j'essaie de le prendre.*
>
> 9.11 : *Il tend la main vers sa grand-mère pour continuer un jeu où elle donnait et reprenait un objet, alors qu'elle a cessé de le faire.*
>
> Mathilde 7.26 : *Elle donne son hochet à son père, il le lui rend puis lui demande « donne » elle recommence le même geste.*

Nous assistons ici à l'élaboration des premiers échanges. Depuis quelques mois, l'enfant est capable de saisir l'objet qui lui est tendu. Ici, il commence à le donner. Parfois le geste n'est pas achevé : l'enfant ne lâche pas l'objet (Nicolas 10.9, Jean 9.6, 9.8). Pour Bruner, le progrès important de ces échanges est la capacité pour l'enfant d'inverser les rôles. Sur le plan cognitif, il s'agit également d'une capacité d'inverser l'action : prendre l'objet puis le donner, capacité que Jean et Nicolas ne maîtrisent pas d'emblée.

Un peu plus tard, une vocalisation marque les échanges.

Etienne 10.20 : *Il commence à tendre les objets et à les donner en accompagnant le geste d'une vocalisation souvent [da].*

10.24 : *Il dit souvent [da] en nous tendant un objet.*

11.23 : *Beaucoup de jeux d'échange entre Etienne et les personnes de l'entourage : avec des jouets, avec le gâteau qu'il est en train de manger... Souvent le geste de tendre l'objet est accompagné d'une vocalisation brève [da].*

1.1.19 : *Il me dit [tin] en donnant ce qu'il a dans la main.*

Jean 1.3.12 : *Il dit [ca] quand il tend un objet.*

1.3.14 : *[ca] dans la même fonction que « tiens ».*

1.3.17 : *Il dit [ca] pour donner un objet, mais aussi quand on lui en donne un et quelques fois pour demander.*

Nicolas 11.09 : *Je joue avec Nicolas à un jeu de construction : il prend un des morceaux du jeu et me dit [tin tin], je prends l'objet, il m'en tend alors un autre et répète [tin tin]. Je lui rends ensuite les deux éléments du jeu en lui disant « tiens Nicolas ».*

Mathilde 10.25 : *Je lui dis [cho daï] (« donne » en japonais) elle me donne la carte qu'elle a dans la main.*

10.30 : *Elle me donne les objets en disant [cho-chaï] (donne).*

Nous observons différents types de vocalisations marquant l'action d'échanger un objet : certaines semblent crées par l'enfant : [ca], [da] ; d'autres sont plus proches du langage : [tin tin] = tiens, [cho daï] = donne en japonais. En fait, sur le plan des significations, elles sont de même niveau : elles marquent l'action de donner, mais parfois aussi celle de recevoir ou de demander : Jean 1.3.17, Mathilde 10.30 utilise l'équivalent japonais de « donne » ou bien de « tiens » en tendant un objet.

Peu à peu, au cours des interactions, la vocalisation se rapprochera du mot « tiens », grâce en particulier aux corrections apportées par l'adulte. Ainsi, dans l'observation Nicolas 11.09 la mère reformule le mot « tiens » tout en lui donnant les jouets.

- **... et jeux d'imitation**

  Jean 8.20 : *Son père agite une boîte d'allumettes, il fait la même chose avec le cube qu'il a dans la main.*

  1.0.14 : *Depuis deux semaines, il approche le combiné de son oreille et vocalise. Il le fait en entendant « allô » : il approche alors l'objet qu'il a dans la main ou sa main vide.*

  Etienne 1.1.29 : *Il désigne un dessin sur un livre et vocalise d'une façon tout à fait particulière. Je pense qu'il nous imite : en effet, quand on lui montre une image en la nommant, on a une diction différente du langage habituel, les sons étant plus détachés.*

  1.2.9 : *Il regarde sur ses livres et désigne du doigt en vocalisant.*

  1.2.18 : *Il trouve une image (photo avec un texte derrière), il la regarde et, en la retournant, vocalise comme s'il la lisait.*

Ce sont les seules observations qui ont été relevées concernant ces jeux d'imitation. Encore une fois, la consigne étant spécifiquement orientée vers la communication, les situations où l'enfant imite les gestes de l'adulte n'ont pas été retenues.

Deux activités fondées sur l'imitation apparaissent fréquemment : ce sont les jeux avec le téléphone dans lesquels l'enfant imite d'une façon saisissante l'intonation, le débit, les pauses qui permettent à l'interlocuteur de répondre, etc., et les échanges à partir des livres. A ce propos, les observations Etienne 1.1.29, 1.2.9 et 1.2.18 montrent que l'enfant a déjà établi un lien formel entre la trace écrite et le langage. A cet âge précoce, l'enfant a élaboré une certaine connaissance de l'acte de lire.

11.3. Ritualisation et conventionalisation des conduites : vers le langage

Parmi les observations qui ont été relatées, certaines vocalisations étaient déjà très proches du langage : Nicolas 11.9 dit [tin tin] en tendant un objet, Mathilde 10.30 [cho-daï] (donne en japonais), Etienne 1.3.13 [la] en désignant la porte, etc. Au cours de la période que nous allons étudier maintenant, le processus de ritualisation et de conventionalisation des conduites de communication va aboutir peu à peu aux premiers mots. Deux aspects peuvent être distingués : la compréhension par l'enfant des messages verbaux qui lui sont adressés, et l'expression de vocalisations significatives qui deviennent les premiers mots.

11.3.1. La compréhension des messages verbaux

Les données concernant cette compétence de l'enfant sont nombreuses. Il semble que les parents soient très attentifs à ce que leur enfant est capable de comprendre.

Etienne 1.1.2 : *Je lui demande « où il est ton lapin ? » alors qu'il est visible, il tourne la tête vers lui et va le chercher. Dans la journée, je pose la même question à plusieurs reprises : aucune réaction.*

Pauline 10.22 : *Je teste une nouvelle fois « donne ta chaussette » (qu'elle a ôtée elle-même). Elle me donne sa peluche puis un morceau de pain, en fait la première chose qui lui tombe sous la main. De la consigne, elle ne semble retenir que « donne ».*

1.0.16 : *« où est ta poupée ? » : recherche active, et souvent elle la trouve. Mais si elle rencontre autre chose qui l'intéresse, elle interrompt sa recherche.*

David 1.0.3 : *Je lui dis : « donne cette cassette à Mélanie ? », il ne comprend pas tout de suite, mais quand je répète « c'est à Mélanie » en montrant la cassette qu'il a dans la main, il retourne au salon pour la rendre à sa sœur.*

La compréhension des messages verbaux est un phénomène très difficile à cerner. Certaines conduites pourraient faire penser que Pauline (10.22) comprend le message alors qu'il n'en est rien. Des consignes qui paraissent être comprises à un certain moment ne le sont plus un peu plus tard (Etienne 1.1.2). D'autre part comment évaluer la compréhension du mot « poupée » par Pauline 1.0.6, qui semble changer d'objet de recherche en cours de route ? Il est parfois difficile de faire la part de l'incompréhension de la consigne et de la non-obéissance, sans compter la difficulté de maintenir son attention pour un enfant de 1 an.

L'entourage essaie de cerner la capacité de compréhension de l'enfant mais il engage également un véritable apprentissage de la dénomination dans différents domaines : les noms des personnes de l'entourage, les noms des vêtements (les chaussettes en particulier, l'enfant s'amusant très tôt à les enlever), des parties du corps et du visage, (« où il est ton nez, ta bouche ? », etc.). Cela donne souvent lieu à des jeux où adultes et enfants sont fiers de constater et de montrer les progrès.

Pauline 1.3.13 : *Elle semble comprendre rapidement les prénoms des gens qu'elle rencontre.*

Pauline semble maintenant avoir intériorisé le lien entre le mot et la personne. Ceci va lui permettre d'accroître beaucoup plus rapidement le nombre des mots qu'elle comprend.

Tout au long de ce travail, nous avons vu que l'adulte parlait au bébé à l'occasion des multiples événements de sa vie quotidienne. Peu à peu, certains mots se détachent et prennent une signification. Certains domaines (tels que la dénomination des personnes) favorisent cette évolution et permettent la prise de conscience du lien entre signifiant et signifié.

11.3.2. Les vocalisations significatives, les premiers mots

Comment définir les « mots » ? Dans les observations qui précèdent, l'enfant utilise sans cesse des vocalisations dans différentes fonctions. A partir de quand peut-on parler de « mots » ?

Moreau et Richelle (1981) précisent le statut des premiers mots : la forme phonique est souvent une approximation du signifiant de l'adulte, elle est souvent instable. La même instabilité caractérise le signifié qui ne recouvre pas non plus celui de l'adulte. Les premiers mots sont souvent utilisés seuls ou accompagnés par des gestes, ils sont alors appelés « holophrases » et certains linguistes ont tenté d'analyser leur valeur grammaticale.

> Etienne 1.2.25 : *Il dit [la] en désignant les dessins des livres, un objet qui l'intéresse.*
>
> 1.3.2 : *Il me tend des petits cailloux en disant [tin].*
>
> Mathilde 1.1.4 : *Elle nous donne ce qu'elle a à la main en disant [tiens].*

Nous retrouvons ici le prolongement de la désignation exprimée avec la vocalisation [la], et des jeux d'échange, accompagnés de [tiens].L'évolution par rapport à ce qui a été observé plus haut est la ressemblance de la vocalisation employée par l'enfant avec le mot de l'adulte.

> Pauline 1.1.25 : *Il me semble reconnaître [met] quand elle donne un pull ou un bonnet qu'elle veut qu'on lui enfile.*
>
> 1.1.30 : *Encore [met] en me tendant un pull ou une chaussette.*
>
> 1.2.1 : *Elle dit [met] en mettant ses bottes.*
>
> 1.2.8 : *[met] en tendant à son oncle la couronne des rois.*

La vocalisation [met] est ici employée dans la fonction de requête d'une action : lui enfiler un pull par exemple, action qu'elle ne sait pas effectuer toute seule. Il s'agit d'une symbolisation de l'action par le signe langagier lui-même, qui marque l'entrée dans le langage.

Ces quelques observations sont relatives aux actions. D'autres vocalisations proches des mots se rapportent aux objets : l'imitation des cris d'animaux, [wou wou] pour le chien, est souvent le premier signifiant exprimé. La série d'observations ci-dessous, illustre les étapes de l'élaboration des significations de ce que Piaget appelle « un schème verbal ».

Jean 1.2.4 : *Chez sa tante, quelqu'un lui a montré le chien de la maison (un berger briard) derrière la porte vitrée en lui disant « oua oua », il le répète [wou wou] et le fait plusieurs fois dans la journée. Il le fait deux jours après en voyant un chat.*

1.2.8 : *Il fait [wou wou] en voyant un berger allemand à l'extérieur mais pas en voyant un petit caniche dans l'ascenseur.*

1.2.30 : *Il voit une fourmi qui se déplace sur le mur,il dit [wou wou], même chose en voyant des marionnettes qui ressemblent à des animaux.*

1.3.3 : *Il fait [wou wou] en voyant des pigeons.*

1.3.7 : *[wou wou] quand il entend un chien, quand il voit une photo de chat sur une revue (première manifestation de la reconnaissance d'une photo). Un peu plus tard, je lui dis en prenant la revue : « on regarde les chats » il fait [wou wou] (je corrige : « c'est un chat, il fait miaou »).*

1.3.29 : *Au zoo : [wou wou] en voyant les girafes mais en les observant attentivement et en hésitant très visiblement, il semble très intrigué. Il fait [wou wou] vers les daims sans aucune hésitation.*

C'est le tout début du processus de conceptualisation qui se manifeste ici, et qui est loin d'être achevé à la dernière observation. Le [wou wou] est attribué d'abord à un autre chien de taille comparable au modèle mais pas au caniche beaucoup plus petit (Jean 1.2.8). En revanche, plus tard, la fourmi, puis les pigeons sont marqués par la même vocalisation qui semble alors s'être étendue à tout ce qui vit, nous serions tentée de dire : « à la classe des animaux » mais ce serait sans doute anticiper sur les compétences de l'enfant.

A 1.3.7, Jean marque par [wou wou] l'aboiement du chien et la photo du chat, deux « objets » indirectement liés au modèle initial, et qui montrent un élargissement des connaissances par rapport à cet objet. La dernière observation est très explicite quant à l'élaboration des significations. L'enfant visiblement compare ce nouvel animal, la girafe, avec ce qu'il connaît, et semble dérouté. En revanche, il est très sûr de lui en qualifiant les daims de [wou wou] : ils correspondent sans doute mieux à la signification que recouvre pour lui cette vocalisation.

Ce processus d'élaboration des significations évolue au cours de différentes expériences vécues par l'enfant. L'adulte présent corrige les inexactitudes et donne les signifiants corrects (Jean 1.3.7). Ainsi peu à peu, l'enfant augmente son lexique.

Mathilde 1.1.27 : *Elle me dit [pomme] en me voyant éplucher une pomme.*

1.1.28 : *Elle s'approche du four et nous dit [atchi] (« chaud » en japonais), elle le dit d'un air très fier.*

Mathilde commente l'action (1.1.27) et lit les propriétés de l'objet (1.1.28). En fait, toutes les conduites que nous observons dans cette partie se situent dans le prolongement de ce qui a été observé plus haut. La différence essentielle réside dans l'évolution des symboles employés, qui se rapprochent de plus en plus des véritables signes langagiers.

11.4. Analyse des processus cognitifs sous-jacents aux conduites

Au cours des premières interactions, l'adulte s'interpose entre l'objet et l'enfant, en rapprochant l'objet de l'enfant ou en le faisant fonctionner ; l'enfant commence alors à attendre certaines actions de l'adulte. Maintenant, il les demande en utilisant des schèmes sociaux qui se ritualisent, puis symbolisent l'action.

Avant d'approfondir les aspects cognitifs de ces progrès, il faut remarquer combien l'enfant est dépendant de l'adulte, au cours de ce stade sensori-moteur, pour agir sur les objets. Jusqu'à 8-10 mois, à quatre pattes ou debout, il ne peut atteindre que ce qui est à portée de sa main lorsqu'il est assis. C'est donc de l'adulte qu'il reçoit les objets qu'il pourra manipuler. Son activité de déplacement dépend également beaucoup de l'adulte : jusqu'à 18 mois - 2 ans, il est souvent porté dans les bras. Son habileté manuelle est également limitée, ainsi que sa force : il lui est difficile de tirer les ficelles des boîtes à musique, d'emboîter des tonneaux ou de faire fonctionner certains jeux d'éveil (qui lui sont pourtant destinés). Pour cela, il est souvent obligé de solliciter l'adulte qui, par ailleurs, les a souvent actionnés devant lui dès les premiers mois. Ainsi, son activité sur le réel est médiatisée par l'adulte. Pour être compris, il doit mettre en place un système de schèmes sociaux.

Si « se faire comprendre » est une nécessité pour lui, nous allons examiner comment cela est possible sur le plan cognitif.

11.4.1. La causalité

Dans l'analyse de la requête, lors des situations relatives à la nourriture, nous avions interprété les différentes conduites en termes de niveau de causalité sensori-motrice. Les pleurs pourraient être considérés comme des conduites relevant d'une causalité par efficace. Nous avons vu qu'elles étaient peu fréquentes dans nos observations, ce qui n'est pas le cas dans la réalité. Ceci signifie que les mères ne les ont pas relevées comme un « moyen de se faire comprendre ».

La requête devenant véritablement intentionnelle, les conduites prennent des formes variées : de la désignation de l'objet ou geste de prendre la main de l'adulte pour l'emmener vers l'objet désiré, en passant par la symbolisation de l'action. Cette variété dépend du contexte. En effet, selon la situation, la requête est plus ou moins facile à « expliquer ».

D'autre part, cette explicitation dépend des capacités interprétatives de l'adulte. Pour les observations relevées évoquant des interactions réussies, combien de tentatives de requête ont été formulées par l'enfant et qui n'ont pas été comprises ? L'enfant, prenant conscience de l'inefficacité de ses gestes, a été contraint de développer d'autres conduites plus explicites.

La désignation de l'objet avec la main et le doigt, accompagnée ou non de vocalisation, est classée dans le 5e sous-stade sensori-moteur.

Cette classification est-elle pertinente ? Lorsque Pauline prend la main de sa grand-mère pour la placer sur le jeu qu'elle veut faire fonctionner, cela signifie-t-il qu'elle ne la considère pas encore comme un « agent autonome de l'action » ? Or, pour expliciter la requête, cette conduite est plus précise que la désignation de l'objet avec le doigt. L'emploi de tel ou tel geste : tendre l'objet, le désigner, prendre la main de l'adulte, dépend en fait de la situation : selon que l'objet est éloigné ou non, l'action est plus ou moins facile à « expliquer ». L'explicitation de la requête est liée aux capacités interprétatives de l'adulte. Nous retrouvons le lien entre causalité du côté de l'enfant et interprétation de la part de l'adulte.

11.4.2. Fonction symbolique et processus opératifs

Sa genèse est également liée à la nécessité de se faire comprendre, le moyen le plus explicite étant le langage. Toute une évolution précède son appropriation par l'enfant. Les premières conduites de requête se manifestent par les cris et les pleurs, accompagnés de regards dirigés vers l'objet désiré. Le partage de la direction du regard joue un rôle important lors des interactions relatives à l'objet, même lorsque l'enfant maîtrise une communication plus élaborée. Le geste de désignation apparaît rapidement. Ce geste est considéré comme une étape importante de la genèse de la fonction symbolique dans certaines théories. Pour Bruner, le geste se dégage de l'activité spécifique, pour Vigotsky, le « *pointing* » est la base primitive de toutes les formes supérieures du développement psychologique. Le geste de désignation est créé à partir du geste de tendre la main pour prendre l'objet que l'enfant ne peut atteindre, action qui va s'abréger tout en étant comprise par la mère : le geste prend alors une fonction de désignation.

Dans les observations ci-dessus, le rôle joué par l'adulte (mère, grand-mère ou autre personne de l'entourage) est manifeste.

Il nous semble intéressant de nous pencher sur la forme du schème de désignation. Nous avons vu plus haut qu'en fait, les enfants utilisent plusieurs gestes différents : tendre le doigt, le bras, la main en ouvrant et fermant les doigts. Ce dernier geste semble effectivement provenir d'une ritualisation du mouvement de prendre les objets. Le geste de désignation est différent selon qu'il est utilisé dans la requête ou dans le marquage de l'intérêt pour un objet. Il n'y a donc pas un « geste de *pointing* » mais plusieurs gestes de désignation employés dans l'interaction au cours des différentes expériences vécues par l'enfant.

Les gestes de désignation apparaissent donc dans les situations de requête d'un objet hors d'atteinte. Mais lorsque l'enfant souhaite que l'adulte fasse fonctionner un objet, il met en œuvre d'autres conduites de communication. La symbolisation de l'action constitue un progrès important : l'enfant sélectionne un aspect de l'action pour symboliser sa requête.

On a vu que Bates distingue « représentation » et « symbolisation » : les premières sont des totalités statiques alors que la symbolisation est un processus dynamique qui facilite les opérations mentales. Elle rapproche cette distinction de celle faite par Piaget entre les aspects figuratifs et les aspects opératifs de la connaissance. Les premiers correspondraient aux représentations totales et statiques, et l'opérativité serait liée au processus de sélection d'une partie de l'action.

Pour Piaget, les aspect figuratifs se rapportent aux configurations comme telles, alors que les aspects opératifs se rapportent à tout ce qui modifie l'objet, de l'action aux opérations. Il paraît donc tout à fait pertinent d'établir un lien entre aspects figuratifs, objet et désignation d'une part, et entre aspects opératifs, action et symbolisation d'autre part. Les situations d'interactions qui s'organisent autour de la requête de l'objet favorisent la désignation, et donc les aspects figuratifs ; celles qui s'organisent autour de la requête d'une action sur un objet favorisent la symbolisation et les aspects opératifs. Ces deux dimensions de la pensée apparaissent dès le stade sensori-moteur.

11.4.3. La construction du réel : l'objet

La construction du réel : Il s'agit bien sûr ici principalement de l'objet. Deux phénomènes ont été évoqués précédemment. D'une part les interactions avec l'adulte à propos d'un objet, autour des gestes de désignation, amènent l'enfant à prendre conscience du réel qui l'entoure et à exercer une activité perceptive consciente, que ce soit la vision, l'audition ou le toucher (dans la littérature, ces deux dernières modalités sensorielles sont souvent oubliées). Un autre « regard » est porté sur le monde : certains tableaux visuels, bruits ou sensations tactiles sont distingués de l'ensemble des perceptions.

D'autre part, l'enfant voit l'adulte agir sur les objets et les transformer alors que ses propres possibilités d'action sont limitées. L'adulte médiatise ainsi *une certaine connaissance des objets. Lorsque l'enfant désigne un objet*, l'adulte déploie des conduites : commentaires (par exemple) qui favorisent les apprentissages de l'enfant. Bates voit à l'origine des conduites de désignation de l'objet un désir d'interaction. Au delà de ce plaisir, il y a de la part de l'enfant, un réel désir de connaître.

11.4.4. Le rôle de l'adulte

Il est mis en évidence ci-dessus par son rôle médiateur de l'activité de l'enfant sur les objets. Il intervient également dans le processus de symbolisation de l'action, en interprétant le geste qu'effectue l'enfant, c'est seulement à ce moment là qu'il prend un sens et qu'il devient effectivement un symbole. Le processus de symbolisation évolue dans l'interaction, ce qui n'apparaît pas dans la théorie de E. Bates.

Troisième partie

Communication et développement cognitif

Le rôle des schèmes sociaux

12. La construction du réel : espace, temps, objet

Les six types de situations que nous venons de décrire et d'analyser sont très représentatifs de l'ensemble des interactions entre l'enfant et les adultes qui l'entourent, au cours de sa vie quotidienne. A l'issue de cette étude, plusieurs points se dessinent, qui leur sont communs.

Ainsi, l'existence de schèmes sociaux a été observée dans toutes les situations. Ces schèmes sont de différents niveaux dont certains coïncident avec les sous stades sensori-moteurs. Ils s'élaborent selon une modalité qui leur est commune et que nous avons nommée « processus d'élaboration des significations ». L'un des objectifs de cette synthèse sera la description de ce processus.

En retour, ces schèmes sociaux, construits dans l'interaction, jouent un rôle important dans les différents domaines du développement cognitif. L'analyse de chaque situation révèle leur influence sur la construction de l'espace, du temps, de l'objet et de la causalité. De même, la fonction symbolique s'étaie en partie sur leur expression. Il convient maintenant d'étudier spécifiquement chacun de ces aspects du développement. L'analyse des différents types d'abstraction permettra d'expliquer les passages d'un niveau à l'autre et d'un domaine à l'autre du développement cognitif.

Ayant placé notre recherche dans une perspective systémique, nous terminerons cette synthèse en étudiant le rôle joué par l'adulte et pourrons alors discuter notre hypothèse de départ. (Le schéma que nous proposons en annexe permet de suivre l'évolution de l'enfant selon les différents domaines du développement cognitif ; le lecteur pourra s'y reporter pour une meilleure compréhension.)

Au fil de l'analyse des différentes situations observées, nous pouvons dégager certains aspects de la construction du réel qui évoluent spécifiquement au cours des interactions.

12.1. Les repérages spatiaux et temporels

Les situations de départ-séparation ont été les plus propices pour mettre en évidence ce type de repérage. Les messages verbaux adressés à l'enfant par l'adulte constituent des indices invariants qui favorisent, à travers la variété des expériences vécues, la reconnaissance des lieux ou des moments de l'action. Inversement, l'enfant met en œuvre, en différentes circonstances, le schème gestuel ou verbal signifiant, dans l'interaction, le départ, et l'adulte confirme ou non la signification qu'il donne à l'événement. Les situations liées à la nourriture permettent également à l'enfant de se repérer à travers les différents éléments qui les composent : lieux, succession des actions.

Dans un premier temps, l'enfant construit donc différents indices spatiaux et temporels qui s'appuient sur les schèmes. Il peut ainsi reconnaître, différencier et anticiper certains événements de sa vie quotidienne.

Plus tard, dans le jeu symbolique et la requête, il coordonne ces indices spatiaux et temporels et reconstruit la situation : il joue à partir, ou devient capable d'exprimer une requête complexe, en se déplaçant vers le lieu où est rangé l'objet désiré, par exemple.

Comme nous l'avons souligné précédemment, il est bien difficile de comparer cette approche de la construction de l'espace et du temps avec celle effectuée par Piaget. Ce dernier observe l'enfant agissant sur les objets ; nous l'observons évoluant dans son cadre de vie. La reconnaissance des indices spatiaux et temporels mise en évidence dans cette recherche correspond au 5e sous-stade sensori-moteur, à la constitution des groupes objectifs où, d'après Piaget, l'enfant acquiert la notion de déplacement des objets les uns par rapport aux autres. De même, en ce qui concerne le temps, celui-ci se constitue peu à peu en réalité objective, et se détache de l'action propre. L'enfant que nous observons dans sa vie quotidienne, commence à se repérer dans un réel objectif, qui n'est pas soumis à sa propre action. Cette objectivation du temps et de l'espace est encore renforcée par les échanges interpersonnels, où l'enfant peut se rendre compte qu'espace et temps sont partagés par autrui.

Au 6e sous-stade sensori-moteur, l'apparition des groupes représentatifs pour l'espace et des séries représentatives pour le temps, correspond à la coordination des indices spatiaux et temporels qui se manifeste lorsque l'enfant reconstruit une situation dans le jeu symbolique ou la requête.

12.2. Découverte des règles en fonction de l'espace et du temps.

Il s'agit là d'une autre façon pour l'enfant d'aborder la construction du temps et de l'espace. *L'enfant découvre lors des confrontations aux interdits que des règles existent, limitant son activité et qu'elles dépendent de l'espace et du temps.* De même, avec l'expression du refus et de l'acceptation, l'enfant peut exercer un pouvoir sur autrui et, par la médiation de ce dernier, sur le réel en général. Mais ce pouvoir est limité par ce qui est possible et ce qui ne l'est pas, et dépend lui aussi de règles qui varient selon le *temps et selon l'espace.*

La découverte de règles gérant son activité et celle d'autrui constitue un autre facteur d'objectivation du réel et l'amène à dépasser l'égocentrisme initial qui caractérise les débuts du stade sensori-moteur.

12.3. La construction de l'objet, partiellement médiatisée par l'adulte

Si la notion d'objet est très prégnante lors des situations relatives à l'objet, ce dernier est le prétexte à de nombreuses interactions, quelles que soient les situations. Dans les observations relatives à la nourriture, l'enfant *découvre les objets qui se mangent et qui ne se mangent pas, il commence* à effectuer une catégorisation qui est symbolisée par un schème social. Parallèlement, au fil des expériences, nous le voyons progressivement maîtriser la permanence de l'objet caché.

Dans les situations d'interdit, c'est une autre connaissance de l'objet qui s'élabore, en « permis / pas permis » qui deviendra, avec les progrès de la compréhension, « dangereux / pas dangereux », « brûlant / pas brûlant). Le monde des objets se catégorise, là aussi, selon les schèmes de l'enfant et dans les interactions avec l'adulte. Ce début de catégorisation constitue un mode d'organisation du réel qui se prolongera dans les classifications. Ce processus est visible également dans les situations de refus en « possible / pas possible » et dans les situations relatives à l'objet, en objets « à regarder », « à toucher », « à entendre ».

Parallèlement, une certaine connaissance des objets s'effectue par l'intermédiaire de l'adulte, lorsque celui-ci exerce son activité à la place de l'enfant, et ceci dès le plus jeune âge. Si, comme Piaget nous le dit, l'enfant construit ses connaissances en agissant, nous avons relevé de nombreuses situations où il observe une action effectuée par autrui. Dans l'observation Pauline 10.15, le désir de connaître était peut-être pour l'enfant une motivation des interactions avec l'adulte dépassant le seul désir d'échanger.

Cette construction du monde des objets ne s'effectue pas seulement par l'intermédiaire de l'action, mais passe également par le langage que l'adulte *adresse à l'enfant au cours des interactions. Très souvent, l'adulte com*mente sa propre activité ou celle de l'enfant. Ces messages verbaux sont peu à peu compris par ce dernier et constituent une autre façon d'aborder le monde des objets et des relations qui s'établissent entre eux. Nous sommes, dans cette analyse, bien loin des travaux de Piaget et de Bower qui étudient la notion d'objet à partir de l'attitude de l'enfant lors de sa disparition. La méthode utilisée ici ne permet pas l'approche rigoureuse des travaux expérimentalistes mais elle offre une perspective différente de la construction du réel, que ce soit en ce qui concerne l'objet, l'espace ou le temps.

12.4. Prise de conscience d'une activité perceptive sur le réel

Les interactions avec autrui et, en particulier, le geste de désignation, favorisent la prise de conscience par l'enfant de l'exercice d'une activité perceptive. Il découvre que les objets sont « à regarder », « à écouter », « à toucher ». Ces conduites sont à la base de la différenciation des propriétés des objets. Cette prise de conscience s'effectue notamment dans l'interaction, alors que l'enfant s'approprie le geste de désignation par exemple, ou que se crée un geste caractérisant l'intérêt pour un son particulier, ou pour une sensation tactile (chaud, piquant, etc.). Elle favorise, elle aussi, le processus d'objectivation qui caractérise les progrès de ce stade : l'objet s'extériorise en devenant « à découvrir » perceptivement. Certes, les activités d'exploration du réel existent depuis le début du stade sensori-moteur, mais ici, elles deviennent conscientes. L'origine de cette prise de conscience se situe dans l'interaction par le partage avec autrui de l'intérêt pour certains tableaux perceptifs.
Cette analyse rejoint les théories des auteurs qui se sont intéressés aux interactions, comme Bruner, Werner et Kaplan. Nous avons déjà confronté nos observations aux travaux de ces derniers en ce qui concerne la formation des « objets de contemplation ». Bruner, quant à lui, montre que les routines de découverte que l'enfant partage avec autrui, l'amènent à dépasser son égocentrisme et à se décentrer. La même caractéristique se dégage de notre analyse. Cet auteur s'intéresse surtout au langage et à son acquisition ; il montre ainsi que ces conduites de désignation, en se *conventionalisant, permettent* l'apparition de la dénomination. Notre analyse nous incite à élargir cette hypothèse au domaine de la construction du réel : les interactions avec l'adulte amènent l'enfant à exercer une activité consciente de perception, à organiser l'espace et le temps et à les concevoir comme indépendants de sa propre action, à élaborer un certain nombre de connaissances médiatisées par l'adulte. Ces interactions s'étayent *sur l'utilisation de schèmes sociaux qui vont devenir langage* et donc dénomination. Schèmes sociaux, gestuels ou verbaux puis langage sont les outils de la construction du réel dans l'interaction.

13. L'évolution de la causalité dans l'interaction

Le type de causalité que nous avons étudié à partir des données recueillies est son versant interactionnel. La problématique est la suivante : comment le bébé prend-il conscience de l'effet de certaines de ses conduites sur l'adulte et comment parvient-il à utiliser ces dernières pour le faire agir ? Ce processus est surtout observable dans les situations de requête, très diverses : demander à partir, à manger, solliciter l'aide de l'adulte pour faire fonctionner un objet, etc. Nous avons ainsi pu cerner différents niveaux de causalité. A chaque niveau, correspond un système de communication particulier.

13.1. Les différents niveaux de causalité

Les trois premiers stades

La causalité par efficace et les conduites magico-phénoménistes.

Piaget nomme ainsi une causalité où l'enfant essaie de reproduire un effet sans véritable conscience causale. Les pleurs sont une illustration de ces conduites sur le plan des interactions : l'enfant, au cours des trois premiers mois, établit un lien entre l'expression des pleurs et le fait d'être nourri, mais sans prendre conscience du rôle joué par l'adulte. Les cris, balancements et rugissements décrits dans la requête de la nourriture sont des conduites du même ordre ainsi, que sans doute, les premières vocalisations qui attirent l'attention de l'adulte (cf. Etienne entre 2 et 3 mois), et qui ne sont pas encore vraiment intentionnelles. Face à l'objet intéressant, nous avons également observé des réactions motrices des bras ou des jambes qui, tout en étant des réactions émotionnelles liées à la « fascination » pour l'objet, peuvent, quant à elles, correspondre à une causalité magico-phénoméniste, l'adulte procurant l'objet en réponse à cette agitation. Piaget décrit ces conduites lorsque l'enfant se balance pour produire n'importe quel effet.

Parallèlement à la mise en place de cette première causalité diffuse, l'enfant manifeste une certaine attente à l'égard des personnes et des objets. Dans les situations d'interaction avec les personnes, par exemple, l'enfant regarde intensément la personne présente. De même, vis-à-vis d'objets connus (jouets mécaniques par exemple), le bébé semble en attendre un effet particulier. Tout se passe comme si ce tout jeune enfant n'avait pas encore pris conscience des possibilités d'agir sur le réel : objets ou personnes, pour en obtenir l'effet souhaité. Il n'y a pas d'action, et donc pas d'intentionalité d'action.

Au cours de ces premiers stades, nous observons, d'une part, une causalité par efficace, où l'enfant prend conscience de l'effet de ses actions, pleurs, agitation, vocalisations sur lui même : être nourri, porté, ou sur les objets qui l'entourent, sans prendre conscience du rôle joué par l'adulte. D'autre part, la connaissance qu'il possède déjà du réel l'amène à attendre des spectacles intéressants.

L'évolution de la causalité ira dans le sens d'une coordination entre ces deux conduites, l'enfant agira alors sur le réel pour obtenir l'effet attendu.

Comment ce lien va-t-il s'établir ? L'attitude de l'adulte joue un rôle prépondérant lorsqu'il propose des conduites stables en réponse aux manifestations corporelles exprimées par le bébé. Si, régulièrement, il s'approche de l'enfant lorsque ce dernier le regarde en vocalisant, celui-ci fera un lien entre l'expression des vocalisations et la réaction de l'adulte, et pourra alors les produire intentionnellement. Le même processus se reproduira avec les manifestations d'intérêt pour l'objet, ou les pleurs de faim qui deviendront requête intentionnelle de nourriture.

Ainsi se met en place un premier système de communication intentionnelle correspondant aux trois premiers sous-stades sensori-moteurs, s'appuyant sur des manifestations corporelles : regard, pleurs, agitation motrice, etc.

Cette intentionalité peut être caractérisée, comme la causalité, « d'efficace » : le rôle de l'adulte comme agent causal n'est pas reconnu. La part d'interprétation de ce dernier est très importante : c'est lui qui attribue un sens de requête aux conduites du bébé. Si l'on peut parler de communication au cours de cette période, c'est davantage de la part de l'adulte, qui interprète, que du bébé.

Le 4e stade

La causalité est décrite par Piaget comme une « causalité par contacts objectifs », l'enfant agissant sur la main ou sur une partie du corps d'autrui pour le faire agir. Nous avons observé, dans les situations de refus, l'enfant écartant la cuillère avec la main, et dans les situations relatives à l'objet, celui qui prend la main de l'adulte et la pose sur le jeu que lui-même ne sait pas faire fonctionner tout seul. Les conduites de ce 4e stade sont peu nombreuses dans nos observations. Leur absence, que nous avons déjà évoquée, a été sans doute induite par les consignes de recueil des données, dans lesquelles nous demandions aux mères de noter comment l'enfant se faisait comprendre. Ces conduites n'ont sans doute pas été considérées comme relevant de la communication.

Quoi qu'il en soit, ce type de conduite existe et relève d'un nouveau système de communication intentionnelle utilisant l'action de l'enfant sur une partie du corps d'autrui. Il y a bien une intentionalité dans cette conduite, mais celle-ci n'est pas encore adressée à l'adulte. Là aussi, il existe une communication au sein du système, l'adulte interprétant en tant que requête le geste de l'enfant, comme si celui-ci s'adressait réellement à lui. Mais, on ne peut pas encore considérer que l'enfant, ne concevant pas d'interlocuteur, cherche à communiquer.

Le 5e stade

Il est considéré, dans les travaux cités dans la partie théorique, comme le niveau nécessaire à atteindre par l'enfant pour qu'il puisse s'approprier une communication intentionnelle. En effet, au cours de ce stade, un progrès important s'effectue : l'adulte est conçu par l'enfant comme une source autonome d'action et donc comme un moyen possible permettant d'accéder au but qu'il vise. A partir de là, il lui faut découvrir comment le faire agir. A ce stade, l'enfant communique véritablement de façon intentionnelle. Pour ce faire, il commence à utiliser les premiers schèmes sociaux qui se sont conventionalisés dans l'interaction. Ils apparaissent d'abord, et le plus souvent, dans le commentaire de l'action ([mm] pour manger, « geste marionnette » en écoutant de la musique, etc.) (voir plus loin la fonction symbolique), puis sont employés dans la requête. D'autres gestes sont issus plus directement du répertoire social. Tous ces schèmes sociaux prennent sens au cours des échanges, lorsque l'adulte interprète les intentions communicatives de l'enfant. Cet aspect du processus est indispensable pour que s'élaborent les significations des conduites de requête. Ce processus d'élaboration des significations est rarement pris en compte dans les travaux étudiant la causalité en lien avec le développement de la communication (Harding et Golinkoff par exemple).

L'évolution des schèmes sociaux, au cours de ce stade, va s'effectuer dans le sens de la conventionalisation. Ainsi, dans les situations relatives à la nourriture, ils sont d'abord assez « primitifs » : geste de la main ouverte, ou avec mouvements des doigts, qui trouve peut-être son origine dans un abrègement de l'action de préhension. Puis ils se ritualisent, en intégrant, peu à peu, par imitation, des éléments du répertoire de l'adulte, ainsi [mm] deviendra « manger ».

La vocalisation [mama] illustre tout à fait ce processus de ritualisation qui s'appuie sur la causalité. Cette vocalisation semble être produite préférentiellement par les bébés observés (et peut-être de nombreux autres bébés), dans les situations de détresse : lors d'une chute, de la perte d'un jouet, etc. Il est difficile de définir son origine ; quoi qu'il en soit, les mères réagissent particulièrement à ce qu'elles interprètent comme l'appel « maman », elles répondent en soulageant l'enfant et en répétant le mot. L'enfant prend alors conscience peu à peu de l'efficacité de cette vocalisation et l'emploie pour attirer l'attention de la mère. Elle prend alors valeur de dénomination.

La causalité du 5e stade, qui amène l'enfant à faire agir l'adulte, intervient donc à deux niveaux dans la mise en place du nouveau système de communication caractéristique de cette période, en permettant la création dans l'interaction des schèmes sociaux, et leur ritualisation et conventionalisation au cours des échanges, qui permettent l'évolution de ce système.

Création et ritualisation s'appuient donc tous deux sur le processus d'élaboration des significations qui est possible quand l'enfant prend conscience de l'effet de ses gestes et que l'adulte interprète et répond d'une façon adéquate à ses tentatives de communication.

Ce processus est observable dans toutes les situations de requête. Dans les situations d'interdit, la causalité se manifeste à un autre niveau. Au cours de cette période, l'enfant découvre un adulte qui agit, mais aussi qui interdit, et donc qui empêche d'agir. Nous voyons alors l'enfant tester ces obstacles puis essayer de les contourner. Il tente d'intervenir sur le lien causal découvert entre son activité et la réaction de l'adulte.

Le 6e stade

Il arrive un moment dans l'évolution où l'enfant ne se contente plus de l'ici et maintenant : jusqu'au 5e stade, l'enfant peut exprimer une requête uniquement en s'appuyant sur les éléments du présent réel : l'adulte, l'objet désiré qu'il désigne. Lorsque l'un de ces éléments est absent, il ne dispose plus de moyens pour se faire comprendre. Au 6e stade, apparaît une capacité nouvelle : la fonction symbolique. Lorsque la situation le nécessite, l'enfant va utiliser des schèmes sociaux symbolisant l'action, l'objet ou la personne absente. Dès lors, la causalité et la fonction symbolique, qui évoluaient parallèlement jusqu'alors, se rejoignent et se coordonnent, permettant la mise en place d'un système de communication symbolique.

Dans un premier temps, le schème social remplace l'action ou l'objet : il devient symbolique. Le geste « adieu » symbolise l'action de partir ; le geste [mm] en dehors de tout contexte de nourriture, exprime symboliquement la requête de nourriture ; le geste des marionnettes évoque l'action de faire fonctionner la radio, etc.

Dans un deuxième temps, les schèmes sociaux symboliques se coordonnent, et permettent l'expression de requêtes de plus en plus complexes : sollicitation de l'adulte, geste « adieu », geste de désignation, ou des premiers récits.

Nous serons donc amenée à reprendre l'analyse de ces schèmes sociaux du point de vue de la fonction symbolique dans le prochain chapitre.

13.2. Causalité et intentionalité

La problématique de l'intentionalité est souvent posée dans les travaux concernant la communication (Harding et Golinkoff, 1979). La description de la genèse de la causalité, développée ci-dessus, permet de répondre à cette question. Intentionalité et causalité sont étroitement liées. Il y aura donc différents niveaux d'intention.

Au cours des premiers niveaux de la causalité (jusqu'au 4e sous-stade sensori-moteur), l'intentionalité n'est pas dirigée vers l'adulte, ce dernier n'étant pas reconnu comme agent causal ; l'enfant manifeste une intentionalité de l'action et du résultat. Celle-ci est d'abord très diffuse comme l'est la causalité par efficace des premiers mois, puis elle se précise et cette intentionalité de l'action s'exprime par l'intervention de l'enfant sur une partie du corps d'autrui.

A partir du 5e stade, il y a véritablement une intentionalité dirigée vers l'adulte, considéré comme un agent de l'action. Mais cette analyse, qui s'appuie sur des raisonnements théoriques, n'apparaît pas aussi clairement lorsque l'on observe la réalité. En fait, l'apparition des conduites intentionnelles suit une évolution qui dépend des différentes expériences vécues par l'enfant, des adultes qu'il rencontre, des états affectifs de chacun. Ainsi, il est possible qu'il développe des conduites intentionnelles dans certains contextes et pas dans d'autres ou avec certaines personnes privilégiées.

Là encore, les conduites de l'adulte en réponse à ses tentatives de communication, jouent un rôle essentiel dans l'apparition de l'intentionalité.

13.3. La mise en place de la communication et l'évolution de la causalité

Le développement de la causalité permet donc la mise en place d'un système de communication et son évolution. Réciproquement, les échanges conventionalisés entre l'adulte et l'enfant favorisent les progrès de la causalité chez ce dernier. Les travaux de Watson (cf. *supra* p. 31) nous montraient que les interactions sociales sont des situations idéales pour construire la causalité grâce aux réactions de l'adulte au moindre geste de l'enfant. Le bébé reconnaît même très tôt ces situations, en repérant le « niveau familier de contingence ».

Nous avons vu plus haut, l'importance de l'interprétation que donne l'adulte aux conduites de l'enfant, intentionnelles ou pas. Réciproquement, ceci permet d'affirmer que des réponses de l'adulte relativement stables dans le temps et cohérentes favorisent, chez l'enfant, les progrès de la causalité. Les situations d'interdit, où l'adulte oppose un « non » catégorique chaque fois que l'enfant exerce une action sur un certain objet, illustrent tout à fait cet aspect. Et la rapidité avec laquelle l'enfant comprend les interdits, les teste et essaie de les contourner, atteste de l'efficacité du processus. De même, toutes les situations de requête de différents niveaux, où l'adulte nourrit l'enfant, lui donne l'objet désiré, l'emmène en promenade, etc., en réponse à sa demande exprimée par des schèmes sociaux déterminés, sont des occasions privilégiées de progrès dans l'évolution de la causalité.

De plus, l'enfant qui observe beaucoup l'adulte lorsque celui-ci agit, va *découvrir par son intermédiaire les liens de causalité entre certains objets* bien avant d'être lui-même capable d'exercer une action sur eux : par exemple, brancher la prise pour faire fonctionner le mixer, actionner l'interrupteur pour éclairer la chambre, etc. Certains liens causals entre les objets physiques se construisent donc par l'intermédiaire de l'adulte.

Cet aspect moteur des interactions avec l'adulte ne peut exister que si ce dernier offre des réponses stables à l'enfant ; dans le cas contraire, celui-ci n'aura plus aucun repère.

Conclusion

Nous retrouvons dans le schéma de synthèse les différentes étapes de cette genèse de la causalité dans l'interaction, ainsi que la coordination avec la fonction symbolique, permettant l'apparition de stratégies dans les requêtes complexes par exemple.

14. La genèse de la fonction symbolique

Dans cette recherche, la genèse de la fonction symbolique est envisagée dans une perspective interactive, au sein du système adulte - enfant. Elle est très liée aux autres domaines du développement cognitif, en particulier *à la causalité. Nous allons suivre son évolution spécifique au fil des interactions.* Trois étapes peuvent être distinguées : la construction des schèmes sociaux dans l'interaction, la transformation des schèmes sociaux en schèmes symboliques et leur coordination. Nous confronterons ensuite cette analyse à d'autres perspectives théoriques telles que celles de Bruner ou de Piaget.

14.1. Construction des schèmes sociaux dans l'action

Dans de nombreuses situations, des schèmes sociaux se créent, accompagnant l'action. Ainsi, le geste « adieu » marque d'abord la reconnaissance des situations de départ, avant de les symboliser. Dans les situations relatives à la nourriture, différents schèmes sociaux [mm, cl cl, etc.] servent à commenter ce qui a trait à l'action de manger, avant d'être employés pour exprimer la requête. Le geste « non » est effectué lors de la confrontation aux interdits. Au cours des interactions, des schèmes sociaux apparaissent pour marquer l'intérêt pour un objet.

La création de ces schèmes

Pour chaque situation, nous nous sommes interrogée sur l'origine de ces schèmes sociaux. Nous pouvons distinguer essentiellement :

- *Les schèmes sociaux qui font partie du répertoire social verbal ou non-verbal* : par exemple les gestes « adieu », « non », ou de désignation. L'adulte les propose, l'enfant se les approprie en les imitant.
- Les schèmes sociaux qui sont créés au sein du système adulte - enfant : l'enfant effectue à plusieurs reprises un certain geste, dans un même contexte (par exemple, en mangeant ou en voyant quelqu'un manger), l'adulte l'imite. Le schème social devient alors porteur d'une signification entre les deux interlocuteurs. Ceci est possible car l'adulte accompagne l'enfant en fonction des situations vécues ensemble qui lui permettent de le comprendre.

En considérant la création de ces schèmes au sein du système adulte - enfant, nous pouvons observer le processus d'assimilation/accommodation. Dans le premier cas, l'enfant incorpore le schème proposé par l'adulte : il s'agit d'accommodation. Dans le deuxième cas, inversement, l'enfant exerce un schème dans un certain contexte : c'est une assimilation récognitive, et l'adulte l'imite à son tour : c'est lui qui est alors dans l'accommodation.

L'élaboration des schèmes sociaux s'effectue donc selon ces deux modes d'organisation, *les éléments du système oscillant tour à tour entre assimilation* et accommodation. Dans des conditions suffisamment bonnes d'interaction l'état d'équilibre vers lequel tend ce système est la compréhension réciproque des deux partenaires.

L'exercice de ces schèmes sociaux attribue un sens au réel, mais dans ce cas, la signification n'est pas donnée par l'action directement : elle s'élabore entre l'enfant et l'adulte. L'enfant exerce le schème et l'adulte reconnaît et interprète cette conduite. En retour, le premier prend conscience de l'effet de son geste. Ainsi peut être défini le processus d'élaboration des significations des schèmes sociaux.

Ce processus ne va pas sans difficulté, que ce soit dans la création des schèmes ou dans leur évolution. Rappelons la forme du refus exprimée en fermant les yeux et qui a demandé à l'adulte une certaine perspicacité pour le comprendre. Nous avons également, à plusieurs reprises, relevé la fluctuation des signifiants, c'est-à-dire de la forme des schèmes sociaux. Leur évolution s'appuie également sur le double processus de prise de conscience de l'effet des schèmes par l'enfant et d'interprétation de l'adulte. De gestuels, les schèmes s'orientent de plus en plus vers le langage sous l'influence de l'adulte. Ainsi apparaissent les premières vocalisations significatives que Piaget nomme « schèmes verbaux ».

La fonction des schèmes sociaux

Les schèmes sociaux étant ainsi créés, ils sont utilisés essentiellement dans deux fonctions : la requête et la déclaration (d'après la définition de E. Bates). La requête est plus spécifiquement décrite dans la partie consacrée à la causalité. La déclaration se manifeste par deux conduites différentes : les schèmes sociaux doublent l'action, ou marquent les propriétés de l'objet. Les schèmes [mm] ou [cl cl] par exemple sont effectués tour à tour en mangeant, en voyant quelqu'un manger, ou un objet à manger. L'enfant marque ainsi la reconnaissance des différentes caractéristiques de la situation : l'action elle-même, les acteurs de l'action, le contexte et l'objet de l'action.

Les schèmes d'action, tels que Piaget les définit, ont pour fonction de donner un sens au réel, aux objets comme aux situations. Comme leur nom l'indique, ils s'exercent directement sur les objets, sur le réel. Les schèmes sociaux, quant à eux sont « médiatisés » par le système adulte - enfant, que ce soit dans leur origine (ci-dessus), ou dans leur fonctionnement. C'est au sein de ce système qu'ils donnent des significations aux situations. Ainsi, l'expression de l'un d'entre eux par l'enfant, dans un contexte particulier, sera ou non confirmée par l'adulte, selon son adéquation à la situation partagée par les deux partenaires. Nous avons déjà évoqué cet aspect dans l'analyse de la construction du réel, et en particulier la reconnaissance des situations de séparation, relatives à la nourriture, ou relatives à l'objet, mais également dans toutes les situations où l'enfant donne sens à ce qu'il vit en utilisant un schème social que l'adulte éventuellement corrigera.

14.2. La transformation des schèmes sociaux en schèmes symboliques

Ce schème, élaboré dans l'interaction, effectué antérieurement en présence de l'objet ou comme double de l'action, est maintenant transféré dans des situations où l'objet est absent et où l'action doit être évoquée. Il s'agit *principalement des jeux symboliques et de certaines requêtes* où manquent des éléments de la situation qui servent habituellement à l'exprimer. Le schème devient alors schème social symbolique puisqu'il évoque l'action ou certaines propriétés de l'objet en leur absence.

Les facteurs de cette transformation.

Cette évolution est induite par deux facteurs de différents niveaux. Le premier est la nécessité de la situation, il apparaît de manière frappante dans la requête lorsque l'objet désiré est absent. Le schème social est exprimé en dehors de tout support situationnel : le geste [mm] exprime le désir de manger, le geste « adieu » celui de partir (cf. *supra* p. 104). Le geste « non », quant à lui, remplace l'acte d'écarter l'objet indésirable ; il est alors symbolique. Certains schèmes sociaux deviennent symboliques lorsque l'action requise est difficilement exprimable par les moyens habituels : geste de désignation par exemple ou vocalisations, l'explicitation de la requête nécessite le passage à un niveau supérieur de communication : le symbolisme. L'action est alors symbolisée par certains schèmes sociaux élaborés antérieurement.

Le deuxième facteur de transformation des schèmes sociaux est lié à l'adulte. Il s'agit du niveau de la sollicitation de l'adulte. Son rôle apparaît nettement dans l'expression du refus. Celui-ci est exprimé d'abord en écartant l'objet avec la main, mais si l'adulte formule verbalement sa proposition, l'enfant répond en employant le geste « non » et se situe donc à un niveau symbolique Les adultes déploient d'ailleurs des conduites incitant l'enfant à entrer dans le symbolique, par exemple en verbalisant très fréquemment ce qu'ils font.

Mais ces deux facteurs de la transformation des schèmes sociaux en schèmes sociaux symboliques ne suffisent pas à eux seuls, à expliquer l'accès à la représentation, celle-ci évolue parallèlement grâce au développement de l'intelligence et à la coordination des indices, de l'imitation, etc. tels que le décrit Piaget (voir le cadre théorique).

L'interdépendance des différents domaines du développement cognitif

La genèse de la fonction symbolique peut être reliée aux autres domaines du développement cognitif étudiés par ailleurs.

Elle rejoint à ce niveau l'évolution de la causalité. Leur coordination permet à la fois la création des schèmes sociaux symboliques décrite ci-dessus et le passage à une causalité représentative s'appuyant sur l'expression de ces schèmes.

Au niveau précédent, les schèmes sociaux participent à la construction du réel dans l'interaction en lui donnant sens, ils favorisent l'élaboration des repérages spatiaux et temporels. A ce niveau, l'enfant recrée lui-même une situation en coordonnant certains indices ou actions. Le jeu symbolique s'articule autour du schème social symbolique souvent dirigé vers l'adulte, renforçant la signification que donne l'enfant à son activité symbolique. Par exemple, l'enfant pose un bol sur la table, fait semblant de remuer la cuillère et fait le geste [mm], l'adulte présent interprète « tu manges, c'est bon ? » ; un peu plus tard, il prend un sac de voyage, met son bonnet et se dirige vers la porte en faisant le geste « adieu ». Mathilde 1.1.23 exprime ainsi sa requête de partir. Chaque fois, l'adulte, témoin de l'activité de l'enfant, verbalise et renforce ainsi sa signification. Nous observons l'interdépendance de l'élaboration de ces différents éléments du développement cognitif.

14.3. La coordination des schèmes sociaux symboliques

Elle peut être observée dans certaines conduites de requête complexe, dans les récits ou le jeu symbolique. Dans les situations de départ, nous voyons Jean 1.03.07 effectuer deux gestes sociaux symboliques : le geste « adieu » et celui d'envoyer un baiser, tout en s'appuyant sur différents indices relatifs au départ : aller vers la porte par exemple. Lors d'une requête de nourriture, François va chercher sa nourrice par la main et désigne le placard en vocalisant : il s'agit d'une combinaison de schèmes sociaux symboliques Pour exprimer un choix entre deux possibilités, l'enfant coordonne le geste « non » et un autre geste, nous avons observé Jean 1.2.11 et David 10.13. désigner du doigt ce qu'ils veulent après avoir refusé la nourriture qui leur est proposée.

Etienne 1.1.23 fait le geste « non » puis le geste « adieu » pour exprimer son envie de poursuivre sa promenade alors que sa mère voulait l'interrompre. Etienne 1.3.13 combine plusieurs schèmes symboliques pour une requête relativement complexe dans laquelle il sollicite l'aide d'une personne en allant la chercher, désigne l'obstacle par le geste et la vocalisation [la], puis symbolise l'action qu'il veut effectuer : partir, par le geste [adieu].

Les premières conduites de récit peuvent apparaître grâce à cette coordination des schèmes sociaux symboliques. Ainsi Pauline vient « raconter » ses mésaventures : une personne de son entourage lui a opposé un interdit ; elle symbolise cet événement par le geste « non » et une vocalisation évoquant l'action interdite [cri] (pour écrire), ou la personne concernée [papa].

(Nous avons choisi de limiter nos observations à l'âge de un an et 4 ou 5 mois. Il est probable que nous aurions relevé d'autres données relatives à la coordination des schèmes sociaux symboliques vers 18 mois.)

Au cours de cette nouvelle étape de son développement, l'enfant a la possibilité de mettre en place des stratégies (J. Bernicot et H. Marcos 1990) adaptées à la situation. Sur le plan cognitif, elles correspondent à une souplesse et une mobilité de la pensée qui s'appuient sur des actions symbolisées par les différents schèmes sociaux créés dans l'interaction.

14.4. Retour à la théorie

Nous allons maintenant revenir aux théories présentées dans la première partie et les comparer à l'analyse élaborée ci-dessus.

14.4.1. La perspective interactioniste (Bruner)

Ce dernier étudie la genèse de la référence à partir de trois aspects : la désignation par différents procédés gestuels, posturaux ou vocaux accompagnant le partage d'une action commune, la déixis, c'est-à-dire le marquage des caractéristiques d'une situation, et la dénomination ou l'utilisation des premiers items lexicaux. Les travaux de Bruner sont très orientés vers le langage. Il cherche, par exemple, quels sont les précurseurs des différentes catégories grammaticales. La fonction symbolique n'est pas étudiée spécifiquement.

Dans cette perspective, il montre l'importance de l'action, et en particulier de l'action partagée entre l'enfant et l'adulte ; l'enfant reconnaît d'abord les marqueurs de l'action que propose l'adulte, puis il acquiert les premiers mots ou « holophrases ». Le passage s'effectuerait par conventionalisation et ritualisation.

Cette explication nous paraît insuffisante pour justifier l'apparition de mots ou holophrases symbolisant un objet ou un événement. L'évolution des procédures de désignation (qui correspondent aux schèmes sociaux que nous décrivons) n'explique pas l'accès à la représentation. Il est vrai que si nous reprenons les observations citées par Bruner dans *De la communicaton au langage, savoir faire, savoir dire* par exemple, les premiers mots qui composent le lexique de l'enfant sont exprimés en présence de l'objet nommé. Il s'agit bien de dénomination, mais ce processus n'éclaire pas l'accès à la fonction symbolique.

Bruner met en évidence la relation qui s'établit entre action et langage par l'intermédiaire de l'adulte, et sur ce point, nous sommes tout à fait en accord avec lui. Il précise que peu à peu, le langage se libère du contexte ce qui suppose alors la représentation symbolique. Mais cette évolution reste assez obscure.

L'orientation de ces travaux, plus linguistique que cognitive, explique sans doute l'existence de ces points de discussion.

14.4.2. La perspective constructiviste (Piaget)

Si nous pensons que Bruner est trop axé sur l'acquisition du langage, il semble que Piaget n'ait pas pris conscience, pour sa part, de l'importance de la communication précédant le langage. En effet pour lui, la formation des concepts véritables à partir des schèmes sensori-moteurs passe par les schèmes verbaux qui leurs seraient intermédiaires. Or ces schèmes verbaux apparaissent après une longue élaboration, décrite plus haut, des schèmes sociaux, qui deviennent symboliques, et dont Piaget n'a pas tenu compte. Les schèmes verbaux ne peuvent pas se créer brusquement, comme il le laisse entendre. Trop focalisé sur le langage, il ne s'est pas intéressé aux phénomènes de communication non verbale, ni aux vocalisations signifiantes qui précèdent les premiers mots. En fait, ce sont les progrès récents de la psycholinguistique et de la linguistique pragmatique des quinze dernières années qui ont mis en lumière leur importance.

Comment situer cet aspect du développement par rapport à la théorie de Piaget ?

Piaget explique le passage de l'action à la représentation par deux voies différentes : l'imitation et le jeu. Or, il apparaît dans cette recherche que les situations de communication jouent un rôle important dans l'accès à la représentation. Celles-ci ne constitueraient-elles pas une troisième voie entre le jeu et l'imitation ?

L'analyse de la genèse de la fonction symbolique au cours des interactions confirme cette hypothèse.

Alors que l'imitation est fondée sur l'accommodation, le jeu symbolique, lui, marque le primat de l'assimilation. Nous avons vu que les schèmes sociaux se construisent soit par assimilation, lorsque l'enfant « crée » un geste, soit par accommodation lorsque, l'enfant s'approprie un geste ou un mot proposé par l'adulte. Ce dernier s'adapte à ces deux processus, soit en imitant lui-même le geste créé par l'enfant, soit en lui proposant un élément du langage. L'élaboration des schèmes sociaux est donc intermédiaire entre l'imitation et le jeu en ce qui concerne l'assimilation et l'accommodation.

L'imitation fournit l'image mentale, la communication crée un autre outil de la fonction symbolique : les schèmes sociaux symboliques qui précèdent le langage.

Nous nous situons dans une perspective constructiviste : c'est l'enfant qui construit ses propres schèmes de communication au cours des interactions, et en lien avec le développement cognitif (construction de l'espace, du temps, de l'objet, etc.). Il joue un rôle actif dans son appropriation du langage.

Conclusion

Notre étude de la fonction symbolique s'est limitée aux schèmes sociaux symboliques. Le choix que nous avons fait concernant la limite d'âge supérieure pour l'observation des enfants n'a pas permis de suivre l'entrée dans le langage. A la suite de cette lacune, nous nous posons les questions suivantes : quel est le devenir de ces schèmes sociaux symboliques ? Se prolongent-ils dans le langage ?

Lors des situations d'interaction avec les personnes et relatives aux objets, nous avons analysé quelques vocalisations significatives ou premiers mots (cf. *supra* p. 180). Nous n'observons pas de passage direct entre les schèmes sociaux et les premiers mots. En fait, il semble que pendant une certaine période, des schèmes sociaux de plus en plus proches du langage et du modèle adulte apparaissent : nom des personnes de l'entourage, [tin] pour tendre l'objet, [wou, wou] à propos du chien. L'évolution de cette dernière vocalisation montre qu'elle suit le même processus d'élaboration des significations que les premiers schèmes sociaux, avec interprétation et correction de l'adulte.

Les premiers mots continuent donc d'obéir à ce processus.

En revanche, vers l'âge de 18 mois - 2ans, le volume des mots composés et produits par l'enfant s'accroît brusquement. Cela signifierait que le processus d'élaboration des significations est intériorisé, et que l'enfant n'a plus besoin de passer par les nombreux échanges qui permettent la création des schèmes sociaux.

Ainsi, nous pouvons suivre la genèse de la fonction symbolique, de l'action à sa symbolisation. Le langage vient de l'action, par l'intermédiaire des schèmes sociaux qui se créent grâce au processus d'élaboration des significations, au sein du système adulte - enfant. Chaque élément du système joue un rôle actif ; celui de l'enfant est ici longuement décrit, nous reviendrons sur celui de l'adulte. Le passage à la représentation ne s'explique pas par la ritualisation des schèmes, mais par les exigences de la situation qui amènent l'enfant à évoquer l'action, l'objet ou la personne. Ce progrès dépend également des capacités de l'enfant à ce moment-là. Les sollicitations de l'adulte jouent également un rôle important dans cette évolution.

15. Les différents types d'abstractions

Nous voyons se dessiner sur notre schéma différents niveaux : le premier recouvre les quatre premiers sous-stades sensori-moteurs de la théorie piagétienne. La communication n'est pas encore intentionnellement dirigée vers l'adulte : construction du réel, causalité et fonction symbolique présentent les caractéristiques décrites par Piaget.

Le niveau suivant coïncide avec le cinquième sous-stade sensori-moteur, l'adulte étant alors considéré comme un interlocuteur : les premiers schèmes sociaux se construisent entre l'enfant et l'adulte grâce aux processus d'élaboration des significations, et permettent la communication. Sur le plan de la construction de l'espace et du temps, ils favorisent la reconnaissance des situations en servant d'indices privilégiés invariants, et participent aux repérages spatiaux et temporels. Les progrès de la causalité se manifestent à ce niveau essentiellement dans les conduites de requête où les schèmes sociaux sont utilisés pour faire agir autrui. Les bases de la fonction symbolique sont posées au cours de ce deuxième niveau : les schèmes sociaux doublent l'action, marquent les propriétés de l'objet. Etre partagés par autrui leur apporte une autre dimension.

Le troisième niveau correspond à la transformation des schèmes sociaux en schèmes sociaux symboliques ; ils remplacent alors l'action ou l'objet désiré dans la requête – l'enfant accède alors à une causalité représentative –, ils renforcent les significations du jeu symbolique où l'enfant reconstruit certaines situations en coordonnant les indices spatiaux et temporels. Ce niveau coïncide avec le sixième sous-stade sensori-moteur de la théorie de Piaget.

Le dernier palier que nous observons est celui où ces schèmes sociaux symboliques se coordonnent, permettant l'expression de requêtes complexes et de récits, l'apparition de véritables stratégies (dans les situations d'interdit par exemple).

Si la nécessité de la communication nous est apparue comme un moteur constant des progrès de l'enfant, il nous reste à étudier comment s'effectuent les passages d'un niveau à l'autre.

Pour Piaget, ce sont les différentes abstractions qui permettent le transfert des actions du sujet entre deux niveaux d'activité (voir p. 39). Nous allons donc les examiner à partir de l'analyse des situations.

Au cours du stade sensori-moteur, les abstractions portent sur les schèmes. Ceux que nous observons dans cette recherche ont un statut particulier puisqu'ils sont « sociaux », c'est-à-dire qu'ils se construisent dans l'interaction avec l'adulte. Cette caractéristique influe-t-elle sur le type d'abstraction qui apparaît ?

Afin de répondre à cette question, nous allons reprendre niveau par niveau l'analyse des abstractions à partir de l'apparition des schèmes sociaux.

15.1. La construction des schèmes sociaux

Elle s'appuie sur le processus d'élaboration des significations, par lequel l'enfant prend conscience de l'effet de ses actions sur l'adulte. Cette définition se rapproche de celle des abstractions pseudo-empiriques décrites par Piaget ; ces abstractions permettent à l'enfant d'effectuer des constructions en s'appuyant sur les résultats constatables de ses actions. Le processus d'élaboration des significations serait donc constitué d'abstractions pseudo-empiriques. Celles que nous décrivons sont d'un type particulier. En effet, si habituellement les actions de l'enfant s'exercent sur les objets, ici, elles s'adressent à l'adulte ; leurs résultats constatables dépendent donc de ses réactions. En cela, nous retrouvons la deuxième partie de la définition du processus d'élaboration des significations : il dépend de l'interprétation de l'adulte et de la réponse qu'il va apporter à l'intention de communication de l'enfant.

Nous sommes tentée alors de proposer le concept « d'abstraction pseudo-empirique sociale » en lien, avec les schèmes sociaux.

Les schèmes sociaux étant construits grâce à ces abstractions, ils s'exercent dans deux fonctions différentes : la déclaration et la requête. Dans la déclaration, les schèmes sociaux doublent l'action (dans ce que nous avons nommés « le commentaire de l'action »), ou marquent les propriétés de l'objet. Rappelons la définition de l'abstraction empirique : « elle porte sur les objets physiques ou sur les aspects matériels de l'action propre.. » (Piaget, *Recherches sur l'abstraction réfléchissante*, p. 5). Là encore, nous pouvons rapprocher la fonction de déclaration, de l'abstraction empirique. Ces schèmes sociaux qui s'exercent à partir de l'action ou de l'objet pour en faire un « constat » sont des abstractions empiriques. Elles donnent naissance aux aspects figuratifs de la connaissance.

Dans la requête, les schèmes sociaux sont utilisés pour faire agir l'adulte. (cf. la causalité). Construits dans l'action, ils sont transférés à une fonction de requête. Reprenons la définition de l'abstraction réfléchissante : elle est en œuvre « lorsque le nourrisson est capable, pour résoudre un problème nouveau, d'emprunter certaines coordinations à des structures déjà construites... » (*ibid.*). La fonction de requête s'appuie donc sur des abstractions réfléchissantes.

Sur le plan de la construction du réel, nous avons vu que les schèmes sociaux favorisent la reconnaissance des différentes situations par l'enfant. Pour Piaget, l'utilisation d'indices et la récognition sont différents paliers de l'abstraction réfléchissante. La reconnaissance des situations de départ, de nourritures d'interdit, etc. s'appuient donc sur des abstractions réfléchissantes.

Ces dernières abstractions vont constituer les aspects opératifs de la connaissance. Le retour aux observations illustrera cette analyse.

Lorsque le geste [m m] est répété à plusieurs reprises dans différentes situations (en mettant un objet à la bouche, à table, en voyant quelqu'un manger...), il devient porteur d'une signification entre l'enfant et son entourage proche, cette élaboration qui s'appuie en partie sur le fait que l'enfant constate les effets de son geste (verbalisations de l'adulte par exemple), est une abstraction pseudo-empirique. Le schème social est ensuite effectué dans le magasin d'alimentation (Pauline 1.1.2), devant différentes personnes en train de manger (Etienne 8.10). L'enfant effectue une abstraction empirique : il constate les propriétés de l'objet. Lorsqu'enfin, [mm] est utilisé dans la requête (Pauline 10.10, 11.4), il s'agit d'abstractions réfléchissantes, le schème social est transféré dans une autre fonction, pour « résoudre un problème ».

Dans les situations d'interaction avec les personnes, l'enfant, pour attirer ou maintenir l'attention de son entourage, met en œuvre un certain nombre de schèmes, créés par ailleurs. Jean 11.18, fait « bravo » pour attirer l'attention, Etienne déploie tous les moyens possibles dont il dispose (les schèmes) pour retenir l'intérêt de l'adulte ; là aussi il s'agit d'abstractions réfléchissantes avec transfert de schèmes sociaux pour entretenir l'interaction.

L'évolution du geste « non », et davantage encore celle du geste « oui », avec la fluctuation des signifiants qui la caractérise, révèlent l'importance des abstractions pseudo-empiriques dans l'élaboration des significations.

Les situations d'interaction relatives à l'objet comportent de nombreux exemples d'abstractions empiriques : lorsque l'enfant désigne par différents gestes les particularités de l'objet : geste « écoute », « c'est chaud », etc.

Ainsi, dans ces situations un peu particulières que sont les expériences partagées avec l'adulte, nous voyons apparaître les différents types d'abstractions décrites par Piaget. Elles se manifestent dans la construction des schèmes sociaux et leur utilisation dans différentes fonctions. Nous allons étudier maintenant leur passage au niveau symbolique.

15.2. Le passage au niveau symbolique

La nécessité de la situation – certains éléments étant absents (objets ou personnes) – est apparue comme l'élément du passage au niveau symbolique : l'enfant est *obligé de symboliser l'élément manquant*. Encore faut-il que son développement le lui permette et que par différentes abstractions, il soit capable de réutiliser les schèmes élaborés précédemment au niveau de la représentation.

Les abstractions pseudo-empiriques jouent là encore un rôle essentiel : en effet lorsque l'enfant effectue pour la première fois le schème social en dehors de tout support situationnel, il est amené, là encore, à vérifier l'effet de ce schème sur son entourage. Le même type d'abstraction pseudo-empirique apparaît donc à un nouveau palier d'organisation.

Les premières « requêtes symboliques » se manifestent alors : le schème « [mm] » est effectué en dehors de tout contexte de repas pour exprimer le désir de manger (Pauline 1.0.18), le geste « adieu », celui de partir, le « non » s'oppose à la proposition verbale d'autrui, etc. Tous ces schèmes construits antérieurement sont transférés à ce niveau grâce aux abstractions réfléchissantes.

De même, dans le jeu symbolique, l'enfant reconstruit diverses situations à partir d'indices élaborés antérieurement ; les schèmes sociaux, qui accompagnent ces jeux (« adieu », [mm], « non », etc.) et renforcent leur signification, sont autant d'abstractions réfléchissantes de ce niveau. Le réel commence à se réélaborer au plan symbolique.

Les abstractions empiriques s'appuient elles aussi sur les schèmes symboliques ; le geste de la main « c'est chaud » symbolise un aspect particulier d'un objet : la chaleur. Ce n'est plus l'objet qui est désigné dans sa globalité, mais une propriété particulière qui est symbolisée.

Cette entrée dans la représentation est *une étape essentielle du développement de l'enfant*. Nous voyons comment, dans un processus intégratif, les schèmes sociaux se réorganisent au niveau symbolique grâce aux différents types d'abstraction.

15.3. La coordination des schèmes symboliques

Cette réorganisation se poursuit avec *la coordination des schèmes* qui permet à l'enfant davantage de mobilité dans sa pensée et dans ses modes de communication.

Là encore, même si nous n'avons pas de données précises pour vérifier cette hypothèse, il est vraisemblable que les premières coordinations s'appuient sur des abstractions pseudo-empiriques, l'enfant vérifiant leur effet sur son interlocuteur lors des premières productions.

Lorsque Pauline raconte une situation d'interdit en associant le geste « *non* » *et la symbolisation de l'action* [cri cri] (écrire) ou lorsque Etienne sollicite l'aide de sa grand-mère en produisant le geste « adieu » et la vocalisation [la] désignant la porte, ils effectuent des abstractions réfléchissantes. *En effet, ils coordonnent les schèmes symboliques du niveau antérieur.*

Comme nous l'avons signalé à l'occasion de l'analyse de la fonction symbolique, la limite d'âge que nous nous sommes donnée ne nous a pas permis de recueillir beaucoup d'observations de ce niveau. Nous ne pouvons que supposer leur évolution avec l'introduction des premiers mots, d'abord coordonnés aux schèmes sociaux puis entre eux, pour aboutir aux phrases.

Quoi qu'il en soit, l'analyse des aspects cognitifs et en particulier des abstractions réfléchissantes, explique l'apparition des stratégies décrites par Bernicot et Marcos : la communication s'étayant sur des capacités cognitives beaucoup plus élaborées qu'aux stades précédents (symbolique ou non), acquiert une souplesse et des possibilités d'adaptation aux situations de plus en plus importantes.

Conclusion

Plusieurs points importants concernant le développement de l'enfant se dessinent dans cette analyse des abstractions :

Nous voyons apparaître les aspects figuratifs et opératifs de la connaissance. J. M. Dolle décrit comme figurative, une pensée s'appuyant sur les abstractions empiriques et privilégiant les configurations et les évocations d'états. Au cours de notre analyse, les abstractions empiriques apparaissent lorsque les schèmes sociaux sont utilisés dans leur fonction de désignation : le schème désigne l'objet, le résultat d'une action ou une propriété de l'objet. Les conduites de désignation, décrites par de nombreux auteurs (*Bruner, Vigotsky, Werner et Kaplan*) seraient à l'origine des processus figuratifs de la connaissance.

En revanche, les abstractions réfléchissantes et pseudo-empiriques qui se manifestent en général dans les conduites de requête ou de jeu symbolique, renvoient à une prise de conscience de l'action et de ses transformations. Ces différentes conduites au cours des interactions favoriseraient donc les aspects opératifs de la connaissance.

L'abstraction pseudo-empirique joue un rôle essentiel dans le processus d'élaboration des significations et de transformation des schèmes sociaux en schèmes symboliques. D. Bellano (1992) montre que ce type d'abstraction est une nécessité du processus intégratif, au cours de la période opé*ratoire concrète. Nous observons*, au stade sensori-moteur, et dans les expériences particulières que sont les interactions avec l'entourage, la même importance de ces abstractions. Si l'interprétation que nous en donnons est exacte, elles sont à la base même de l'acquisition du langage.

Nous avons étudié précédemment la construction du réel (espace, temps, objet, causalité), d'une part, et de la fonction symbolique d'autre part. Les abstractions expliquent les réorganisations de la première selon les diffé*rents niveaux de la seconde. Ainsi, nous retrouvons l'unité du développe*ment dans une perspective constructiviste et intégrative.

Ces différentes abstractions, qui se manifestent à l'occasion des situations de communication, ont ceci de particulier qu'elles dépendent étroitement des réactions de l'adulte à l'activité interactive de l'enfant. Nous ne pouvons terminer cette synthèse du développement cognitif en lien avec la mise en place de la communication sans revenir sur le rôle joué par l'adulte.

16. Le rôle de l'adulte

Les situations d'interaction avec les personnes révèlent combien l'entourage entre avec plaisir dans le jeu interactif avec un bébé. Ce bonheur de communiquer avec le jeune enfant est à la base de nombreux échanges et de leur réussite. Il est difficile de parler de compétence de l'adulte, et d'ailleurs les travaux « scientifiques » n'abordent pas cet aspect qui se situe dans un registre difficilement quantifiable. Mais cette harmonie entre l'adulte et l'enfant, qui se traduit par des rires, des échanges par le regard, par le geste, est indispensable pour que les deux partenaires parviennent à communiquer. Ainsi, de la part de l'adulte, de nombreuses conduites, facilitant la mise en place d'un système de communication, vont se développer plus ou moins consciemment.

16.1. La capacité d'interprétation

C'est le complément indissociable de la prise de conscience par l'enfant de l'effet de ses actes dans les interactions, dans le processus d'élaboration des significations. Nous l'observons chaque fois qu'un schème social est utilisé dans les échanges. La part d'interprétation est plus ou moins importante, selon que le schème est plus ou moins proche du répertoire social de l'adulte. Sur quelle compétence repose cette capacité d'interprétation ? Dans les premiers mois, les parents parviennent à identifier d'une façon relativement sûre la cause des pleurs de leur enfant (faim, fatigue, besoin d'être pris, etc.). Papousek et Papousek (cf. *supra* p. 33), mettent en évidence la compétence des parents à reconnaître *l'état comportemental du bébé*. Il semble donc que cette capacité évolue depuis la naissance et permette à l'adulte de « comprendre » son enfant, lorsque celui-ci s'exprime par des pleurs, puis par les réactions corporelles que nous avons observées (agitations motrices, regard « fixe »...), par des vocalisations et des gestes, et enfin par des mots. L'interprétation n'est pas toujours facile, elle demande beaucoup de disponibilité et de patience de la part de l'adulte, et dépend d'un réel désir de communiquer.

16.2. La capacité à s'adapter aux fluctuations des signifiants

Elle se situe dans le prolongement de la compétence à interpréter. L'analyse de l'emploi des gestes « non » et « oui » met en évidence les variations de leur forme. L'adulte doit s'y adapter pendant un certain temps, jusqu'à ce que les significations soient véritablement fixées. D'une façon générale, il doit suivre les compétences de l'enfant, tout en le guidant vers un code social (voir ci-dessous).

16.3. La capacité d'apporter des réponses stables et cohérentes

Interpréter n'est pas suffisant, encore faut-il que les réponses données aux intentions de communication aient un minimum de stabilité pour que les significations des schèmes sociaux puissent s'établir. Ainsi, le refus ne pourra prendre une forme déterminée que si l'adulte répond d'une façon adéquate à l'enfant (qu'il s'agisse du geste de fermer les yeux ou celui de secouer la tête). Il en va de même pour les différentes requêtes qui reposent sur la formulation de schèmes sociaux : [mm] pour manger, désigner l'objet, etc.

D'une façon plus générale, des réponses stables favorisent les repérages de l'enfant, que ce soit dans sa reconnaissance des interdits, celle des situations de départ-séparation ou relatives à la nourriture. Les schèmes sociaux facilitent la construction des indices spatiaux et temporels dans la mesure où ils sont relativement invariants. Si le geste « adieu » ou les messages verbaux correspondants sont produits sans lien avec les situations de départ, ils ne permettront pas le repérage de l'enfant. De même, les interdits ne seront compris que s'ils sont opposés à l'enfant avec une certaine constance, même s'ils évoluent avec ses capacités.

16.4. L'incitation à entrer dans un mode de communication socialisée puis symbolique

Il est frappant de constater que la plupart des adultes en présence d'un bébé, même s'ils n'en sont pas les parents, produisent des conduites de communication ritualisées, comme par exemple le geste « adieu ». Ce souci d'inciter l'enfant à utiliser un code d'abord gestuel puis verbal, apparaît très fréquemment ; les réponses de l'enfant qui vont dans ce sens sont perçues comme très gratifiantes. De même, le passage au symbolique est fréquemment sollicité par l'adulte, qui, dans un premier temps, accompagne ses actions de messages verbaux puis dans un deuxième temps, ne propose plus que des consignes ou des questions verbales à l'enfant. Nous avons vu que l'enfant se situe ou non sur un plan symbolique selon les sollicitations de son entourage. Là encore, l'attitude inconsciente de l'adulte favorise les progrès de l'enfant.

Conclusion

« La mise en place d'un système de communication, avant le langage, dépend du développement cognitif. En retour elle favorise sur le plan de la construction du réel : espace, temps, objet et causalité et de la genèse de la fonction symbolique ».

A l'issue de notre démarche d'observation dans un premier temps, puis d'analyse dans un deuxième temps, des interactions et de leurs liens avec le développement cognitif, nous revenons à notre hypothèse de départ. Nous avons mis en évidence la création puis l'évolution dans l'interaction, de schèmes sociaux qui précèdent les premiers mots. Ceci nous amène à la précision suivante par rapport à notre hypothèse : « La mise en place d'un système de communication avant le langage, repose sur l'expression de schèmes sociaux ».

Or, ces derniers ne peuvent apparaître que lorsque l'enfant considère l'adulte comme un interlocuteur, et surtout comme un moyen possible pour atteindre un but. L'enfant cherche alors à le faire agir et les premières conduites de communication intentionnelles se manifestent : ce sont les schèmes sociaux. Leur existence dépend donc d'un certain niveau de causalité : le cinquième sous-stade sensori-moteur. Ils se construisent et évoluent grâce au processus d'élaboration des significations, lorsque l'enfant prend conscience de l'effet du schème sur l'adulte d'après la réponse que ce dernier lui donne.

La construction des schèmes sociaux, donc la mise en place du système de *communication avant le langage, et leur évolution, dépendent du niveau* de causalité de l'enfant.

Les schèmes sociaux jouent un rôle essentiel dans les différents domaines du développement cognitif que nous venons de décrire. Que ce soit dans les repérages spatiaux et temporels permettant la recognition des différentes situations que vit l'enfant puis leur reconstruction au niveau symbolique, que dans les connaissances relatives au réel qu'ils médiatisent, ou dans la genèse de la fonction symbolique, les schèmes sociaux sont des instruments de la pensée au stade sensori-moteur.

En tant qu'instruments de pensée, ils favorisent le développement cognitif dans ses différents domaines.

Conclusion générale

Pauline 9.18 : *Au moment du repas, elle dit souvent [mm] en ouvrant et en fermant la bouche.*

10.10 : *Pendant que l'on mange, elle tend la main vers la table en faisant le geste de désignation et en faisant [mm].*

1.0.28 : *A l'heure du repas, nous sommes chez des voisins, je lui dis « on part », elle fait « adieu » avec la main puis [mm].*

Ces trois observations illustrent de nombreux points de notre recherche. Le geste de la bouche [mm], comme de nombreux autres gestes utilisés par l'enfant pour communiquer avant le langage, est ce que nous avons appelé un schème social. Plus ou moins proche du langage social proposé par l'adulte (geste « adieu », « non »), il se crée ou est repris par l'enfant au cours des interactions.

Dans un premier temps, ce schème social double l'action (Pauline 9.18). Il prend alors un sens relatif à la situation grâce, en particulier, aux interprétations de l'adulte.

Dans un deuxième temps, il est transféré à l'expression de la requête (Pauline 10.10). Là encore, la signification s'élabore par le double processus de la prise de conscience par l'enfant de l'effet de son geste d'une part, et de la réponse interprétative que l'adulte donne aux conduites de l'enfant d'autre part.

Dans un troisième temps, le schème social devient symbolique, l'enfant l'effectue pour évoquer une réalité ou une action en son absence. Pauline 1.0.28 fait le geste [mm] en dehors d'une situation de nourriture, il est ici coordonné à un autre geste (« adieu »).

Cette coordination constitue un quatrième temps dans l'exercice des schèmes sociaux. Ce passage au registre symbolique correspond souvent à une nécessité de la situation (en particulier dans la requête d'un objet absent), et dépend également du niveau de sollicitation proposé par l'adulte.

Ces schèmes sociaux constituent le système de communication qui précède le langage au cours du stade sensori-moteur. L'analyse de leur évolution permet de confirmer notre hypothèse de départ. Leur existence dépend d'un certain niveau de développement cognitif sur le plan de la causalité, lorsque l'enfant commence à prendre conscience de l'effet de ses actes sur autrui et lorsque ce dernier est considéré comme un moyen possible pour atteindre un but.

En retour, l'exercice de ces schèmes sociaux favorise le développement cognitif : l'enfant commence à se repérer dans le temps et dans l'espace en s'appuyant sur leur emploi, par lui-même ou par l'adulte avec qui il interagit ; ils jouent alors le rôle d'indices invariants, à travers la diversité des expériences vécues par l'enfant. Les interactions amènent l'enfant à se décentrer vis-à-vis du réel et à dépasser son égocentrisme : par exemple, l'emploi des schèmes sociaux de désignation partagés par autrui, lui permet de prendre conscience de son activité perceptive. Certaines connaissances relatives aux objets sont médiatisées par l'adulte.

En ce qui concerne la causalité, si un certain niveau semble être nécessaire pour entrer dans un processus de communication intentionnelle, inversement, les échanges qui se déroulent entre l'enfant et l'adulte, lorsqu'ils sont suffisamment stables et cohérents, en favorisent les progrès. En ce qui concerne la genèse de la représentation, l'évolution des schèmes sociaux résumée ci-dessus, montre que les échanges avec l'entourage constituent un des moteurs de la fonction symbolique.

L'analyse des abstractions révèle que, dès le stade sensori-moteur, apparaissent les facteurs figuratifs et opératifs de la connaissance. Les premiers résultent des conduites de désignation, et sont centrés sur les propriétés des objets. Les seconds se manifestent dans la requête ou le jeu symbolique, et renvoient à la prise de conscience par l'enfant de son action et des transformations qu'il effectue sur le réel.

L'analyse de leur influence dans les différents domaines du développement cognitif révèle que les schèmes sociaux sont des instruments d'organisation de la pensée sensori-motrice.

Les processus de communication qui s'établissent entre l'enfant et l'adulte bien avant le langage jouent un rôle important dans le développement cognitif de l'enfant. L'approche systémique que nous avons choisie permet de le mettre en évidence. En effet, tout se passe au sein même du système enfant - adulte, au cours de leurs échanges quotidiens.

Nous remarquons à ce propos que très souvent, les modifications qui se manifestent dans la communication élaborée antérieurement (création de schèmes sociaux par exemple), apparaissent lorsque le système adulte - enfant subit une perturbation : situation nouvelle, intervention d'un interlocuteur inhabituel, rupture de la routine quotidienne. Ceci justifie la méthode que nous avons employée ; ces événements imprévus n'auraient souvent pu être pris en compte dans des séquences programmées.

D'un point de vue théorique, nous pensons avoir contribué à enrichir chacune des approches du développement cognitif de l'enfant : celle de Piaget, davantage centrée sur le sujet épistémique, considéré en situation individuelle, agissant sur le réel ; celle de Bruner, portant sur les interactions, dont l'étude du développement est très orientée vers les recherches des précurseurs du langage.

Pauline, Jean, Etienne, François, Laurine, Nicolas, Mathilde et David ont grandi. Les plus âgés achèvent leur scolarité primaire, certains la commencent, les plus jeunes fréquentent l'école maternelle. Tous sont bien adaptés à leur milieu scolaire, ils se révèlent être de bons et même de très bons élèves.

Si nous considérons qu'il y a un lien étroit entre la réussite scolaire et le développement cognitif de l'enfant, ceci permet d'affirmer que les interactions que nous avons observées ont été particulièrement bénéfiques.

Mais que se passe-t-il lorsque les conditions sont différentes ? Lorsque l'un des éléments du système est déficient, relativement aux compétences dont nous avons déterminé l'importance ?

De nombreux problèmes peuvent causer des difficultés dans la mise en place d'un système de communication. C'est le cas, par exemple, lorsque l'enfant est déficient sensoriel, visuel ou auditif. Les canaux permettant la communication seront différents et les adultes devront s'adapter si possible à ces handicaps pour permettre le développement des interactions et le plein épanouissement intellectuel de l'enfant.

La motricité jouant un rôle important dans de nombreuses situations, un déficit moteur pourra également freiner l'évolution de la communication. L'hospitalisation prolongée de l'enfant est également un facteur de risque connu, pour le déroulement harmonieux des interactions familiales. A l'issue de cette recherche, nous ajouterons qu'en conséquence, le développement cognitif peut en être affecté.

Ces perspectives de réflexion s'étendent à *l'autre élément du système*, c'est-à-dire, les adultes qui prennent soin de l'enfant. Le concept de « compétences parentales » a été défini ; que se passe-t-il lorsque l'enfant est confié à un mode de garde individuel ou collectif ? D'autres personnes peuvent-elles posséder ce type de compétence ? Même si nous pensons que tel est le cas heureusement, la formation des professionnels qui prennent en charge l'enfant doit intégrer cette dimension cognitive des interactions.

Dans les milieux les moins favorisés de notre société (mais pas seulement), souvent, l'enfant n'est pas reconnu comme un sujet capable de communiquer, d'exercer un choix ou d'exprimer une demande. Même si les échanges affectifs sont satisfaisants, l'enfant n'est pas intégré dans un processus de communication. Ceci provoque des lacunes dans les processus de pensée décrits tout au long de ce livre. Ils se traduisent par des retards dans l'acquisition du langage et expliquent en partie l'échec scolaire massif dans ces milieux.

Cet ouvrage soulève donc ces multiples questions et considérations. Nous espérons qu'il contribuera à la réflexion des nombreuses catégories de professionnels qui s'intéressent à la petite enfance dans des perspectives d'information, de formation et de prévention.

Annexe

Modélisation de l'évolution des schèmes sociaux

Construction du réel	Causalité	
Attente d'un certain spectacle par rapport à l'objet	Attente d'une certaine action de l'adulte Causalité par efficace (pleurs) Action sur une partie du corps d'autrui	
Prise de conscience de l'activité perceptive Construction des indices spatiaux et temporels : reconnaissance de l'objet et des situations	Mise en place de schèmes sociaux pour faire agir autrui : requêtes intentionnelles	
Coordination des indices spatiaux et temporels	Requête de l'objet ou de l'action absent ou causalité représentative.	
Réélaboration du réel au plan symbolique	Stratégie dans la requête	Le schème remplace schème Coordination sociaux Intériorisation d'élaboration des langage

Fonction symbolique		Abstraction
Imitation directe		
Mise en place d'un système de schèmes qui donne sens au réel : – en doublant l'action – en marquant les propriétés de l'objet		Construction de schèmes sociaux : abstraction pseudo-empirique Lecture des propriétés de l'objet et de l'action : abstraction empirique Utilisation des schèmes dans la requête : abstraction réfléchissante
Jeu symbolique intégrant les schèmes sociaux		Transformation des sch. soc. en sch. soc. symboliques : abstraction pseudo-empirique Requête et jeu symbolique : abstraction réfléchissante Lecture des propriétés de l'objet : abstraction empirique
social 'action : symbolique *des schèmes* symboliques *du processus* significations :	Récit	Premières coordinations : *abstraction empirique* Récit et stratégies dans la requête : *abstraction réfléchissante*

BIBLIOGRAPHIE

Abecassis J., A propos de la communication non verbale chez l'enfant d'âge pré-scolaire : étude de certains aspects de la communication gestuelle, Bulletin de psychologie n° 13, 1972 : 506-512.

Aimard P., Le langage de l'enfant, PUF, 1981.

Aimard P., Les bébés de l'humour, Mardaga, 1988.

Antinucci F. et Volterra V., Lo sviluppo della negazione nel linguaggio infantile, uno studio pragmatico, Quaderni della ricerca scientifica, Roma, 1975.

Archambaud N., Le rôle du langage dans le développement cognitif selon Jérôme Bruner, Bulletin de psychologie n° 29, 1975 : 45-55.

Austin, Quand dire, c'est faire, Seuil, 1970.

Bacri N., Fonctionnement de la négation, Mouton, 1972.

Bates E., Camaioni L., Volterra V., Communicazione nel primo anno di vita, Turin, Boringheri, 1976.

Bates E., Benigni L., Bretherton I., Camaioni L., Volterra V., From Gesture to the First Word : On Cognitive and Social Prerequisite, in Interaction, Conversation and the Development of Langage, New york, Lewis and Rosenblum, Wiley, 1977.

Bates E., Benigni L., Bretherton I., Camaioni L., Volterra V., The Emergence of Symbols, Cognition and Communication, in Infancy, New York, Academic Press, 1979.

Bellano D., De la genèse de l'organisation cognitive à la modélisation de l'activité de remédiation opératoire, Thèse de doctorat, Lyon II, 1992.

Benveniste E., Problèmes de linguistique générale I et II, Gallimard, 1966 et 1974.

Bernicot J. et Marcos H., Le développement des formes prélinguistiques et linguistiques de la demande : adaptation à la situation sociale, Canadian Journal of Behavioural Science, 223, 1990 : 236-253.

Bernstein B., Langage et classes sociales, Minuit, 1975.

Boisson-Bardies B., Négation et performance linguistique, Mouton, 1976.

Bonnet C., L'enfant et le symbolique, L'accès aux premières structures sémiotiques, Vrin, 1980.

Bornstein M. M., Le développement de l'intelligence chez les enfants : nouvelles recherches sur la continuité, L'année psychologique 1985.

Boulanger G., L'étude longitudinale de l'enfant, étude et recherches sur l'enfant, Privat, 1974.

Bower T., Les fonctions d'organisation des conduites et des données, in Psychologie, Encyclopédie de la Pléiade, Gallimard, 1987.

Braun-Lamesh J., La compréhension du langage par l'enfant, PUF, 1972.

Brazelton T. et Kramer B., Les premiers liens, Stock - Calman-Lévy, 1990.

Bresson F., Les fonctions de représentation et de communication, in Psychologie, Encyclopédie de la Pléiade, Gallimard, 1987.

Bronckart J.-P., Marlieu P., Siguan-Soler M., Sinclair M., Cazacu M., Tabouret-Keller A., La genèse de la parole, PUF, 1977.

Bronckart J.-P., Les fonctions de représentation et de communication chez l'enfant, in Psychologie, Encyclopédie de la Pléiade, Gallimard, 1987.

Brossard A., La psychologie du regard, de la perception visuelle aux regards, Delachaux et Niestlé, 1983.

Bruner J., Early Social Interaction and Language Acquisition, in H. R. Schaffer, Studies in Mother-Infant Interaction, London, Academic Press, 1977.

Bruner J., De la communication au langage, savoir faire, savoir dire, PUF, 1987.

Caron J., Les régulations du discours psycholinguistique et pragmatique du langage, PUF, 1983.

Cohen, Lézine, Rocher, Brauner, Lentin, Tabouret-Keller, Etudes sur le langage de l'enfant, Scarabée, 1962.

Corraze J., Les communications non verbales, PUF, 1980.

Cosnier J., Le développement de la communication dans l'espèce humaine, Audition et Parole n° 2, 1980 : 3-7.

Cosnier J., L'éthologie, l'enfant et la communication, Psychiatrie de l'enfant, 25-1, 1980 : 309-317.

Cosnier J., Epigénèse interactionnelle, communication et langage, in Le langage et la communication du premier âge, Journées internationales d'audiophonologie de Besançon, 1981.

Cosnier J., Observation directe des interactions précoces ou les bases de l'épigenèse interactionnelle, Psychiatrie de l'enfant n° 27-1, 1984 : 107-126.

Cyrulnik B., La naissance du sens, Hachette 1991.

Debray R., Bébés - mère en révolte, traitements psychanalytiques conjoints des équilibres somatiques précoces, Le Centurion, 1987.

Dolle J.-M., La genèse de la représentation chez l'enfant d'après J. Piaget, La Pensée n° 75 : 37-54.

Dolle J.-M., Pour comprendre J. Piaget, Privat, 1987.

Dolle J.-M., Au delà de Freud et Piaget, Privat, 1987.

Dolle J.-M., Bellano D., Ces enfants qui n'apprennent pas, Le Centurion, 1989.

Dore J., Holophrases, Speech Acts and Language Universal, in J. Child Lang. n° 2, 1975 : 21-40.

Fantz R. L., Visual Experience in Infants : Decreased Attention to Familiar Pattern Relative to Novel Ones, Science, 1964.

Field T. M., Neonatal Perception of People, in Field and Fox, Social Perception in Infants, N. J. Ablex, Norwood, 1985.

Fivaz-Depeursinge E., Alliances et mésalliances dans le dialogue entre adulte et bébé, Delachaux et Niestlé, 1987.

Fontaine R., Problèmes méthodologiques posés par l'étude de l'imitation chez le bébé, Cahiers de psychologie cognitive n° 43, 1984.

François F., La syntaxe de l'enfant avant 5 ans, Larousse, 1977.

Galifret-Grangeon N., Naissance et évolution de la représentation chez l'enfant, PUF, 1981.

Gouin-Decaries Th., Réaction du jeune enfant à la personne étrangère, Presses de l'Université de Montréal, 1972.

Halliday M. A. K, Learning How to Know : Exploration, in The Development of Language, Londres, E. Arnold, 1975.

Harding C., Golinkoff R., The origins of intentional vocalizations in prelinguistic infants, in Child development, 50 : 33-40, 1979.

Inhelder B., Lézine J., Sinclair M., Stamback M., Les débuts de la fonction symbolique, Archives de psychologie n° 41, 1972 : 187-240.

Jodelet F., Naître au langage, Klincksieck, 1969.

Josse D. et Robin M., A propos du contenu du langage maternel, Psychiatrie de l'enfant XXVI.1, 1983.

Kail M., L'acquisition du langage repensé : les recherches interlangues, Année psychologique n° 83, 1983 : 225-258 et 561-596.

Lebovici S., Le nourrisson, la mère et le psychanalyste, les interactions précoces, Le Centurion, 1983.

Lebovici S., L'évaluation des interactions précoces entre le bébé et ses partenaires, Paris, ESHEL, Médecine et Hygiène, 1989.

Lécuyer R., Habituation, réaction à la nouveauté et intelligence, Bulletin de Psychologie, 381, 1987.

Lécuyer R., Bébés astronomes, bébés psychologues, l'intelligence de la première année, Mardaga, 1990.

Leif F., Le langage : nature et acquisition, ESF, 1981.

Lézine I., Propos sur le jeune enfant, Mame, 1974.

Lézine I., A propos de la communication gestuelle dans la première année, in J.-P. Bronckart, La genèse de la parole, PUF, 1977.

Lurçat L., Du geste au langage, Bulletin de psycholinguistique, 1972.

Malrieu P., Les émotions et la personnalité de l'enfant, Vrin, 1952.

Malrieu P., Langage et représentation, in J.-P. Bronckart, La genèse de la parole, PUF, 1977 : 89-130.

Maratos O, Les origines et le développement de l'imitation dans les six premiers mois de la vie, Thèse de l'Université de Genève, 1973.

Marcos H. et Verba M., Partager un thème dans la seconde année : aspects émotionnels et conventionnels, Enfance 1-2, 1981.

Meltzoff A. N. et Moore M. K., Newborn Imitate Adult Facial Gestures, in Child Development 54, 1983.

Mehler J., Bertoncini J., Barrière M., Jassik, Gerschenfeld D., Infant Recognition of Mother's Voice, Perception 1978-7 : 491-497.

Mehler J., Dupoux E., Naître humain, Odile Jacob, 1990.

Montagner H., L'attachement, les débuts de la tendresse, Odile Jacob, 1978.

Montagner H., Millot J.-L., Filiatre, Cismaresco-Bonin, Rochefort, Taillard, Approche expérimentale du système d'interaction entre le nouveau-né et sa mère, in Evaluation des interactions précoces entre le bébé et ses partenaires, ESHEL, Médecine et Hygiène, Paris, 1989.

Moreaux M.L. et Richelle M., L'acquisition du langage, Mardaga, 1985.

Moro C., Rodriguez C., L'interaction triadique bébé - objet - adulte, Enfance 1-2, 1989 : 75-83.

Mottet C., Les rapports du langage et du développement cognitif dans l'œuvre de J. Piaget, Bulletin de psychologie n° 29 : 36-44.

Mounoud P., Développement des systèmes de représentation et de traitement chez l'enfant, Bulletin de psychologie n° 25 : 261-278.

Mounoud P., L'utilisation du milieu et du corps propre par le bébé, in Psychologie, Encyclopédie de la Pléiade, Gallimard, 1987 : 563-604.

Nadel J., Best F., Wallon aujourd'hui, Scarabée, 1980.

Nelson K., Structure and Strategy in Learning to Talk, Monogr. Soc. Res. Ch. Dev., 38 1-2 serial n° 149, 1973.

Oléron P., L'enfant et l'utilisation du langage, PUF, 1979.

Papousek M. et Papousek H., Learning and Cognition in the Every Day Life of Human Infants, in Advance in the Study of Behavior, Vol. 14, New York Academic Press, 1984.

Piaget J., Le langage et la pensée, Delachaux et Niestlé, 1923.

Piaget J., La naissance de l'intelligence chez l'enfant, idem, 1936.

Piaget J., La construction du réel chez l'enfant, idem, 1963b.

Piaget J., La formation du symbole chez l'enfant, idem, 1937.

Piaget J., Les mécanismes perceptifs, PUF, 1961.

Piaget J., L'épistémologie génétique, PUF, Que sais-je ?, 1970.

Piaget J., Recherches sur l'abstraction réfléchissante, in Etudes d'épistémologie génétique XXXIV, PUF, 1977.

Piaget J., Les conduites sensorimotrices, in Psychologie, Encyclopédie de la Pléiade, Gallimard, 1987.

Pinol-Douriez M., Bébé agi, bébé actif, l'émergence du symbole dans l'économie transactionnelle, PUF, 1984.

Rayna S., A propos de la permanence des objets, Archives de psychologie, 52, 1984 : 75-85.

Reuchlin M., Bacmer F., Les différences individuelles dans le développement cognitif de l'enfant, PUF, 1989.

Rivière A., Individuation et interaction avec le sensorimoteur : note sur la construction génétique du sujet et de l'objet social, in Comportement, cognition, conscience, PUF, 1985.

Rondal J. A., L'interaction adulte - enfant et la construction du langage, Mardaga, 1983.

Ryan J., Early Language Development, in The Integration of a Child into a Social World, M. P Richards London-Cup, 1974.

Schaffer R., Le comportement maternel, Mardaga, 1981.

Schonen de S. et Bresson F., A propos de la construction de l'espace et de l'objet : la prise d'un objet sur un support, Bulletin de psychologie n° 30.

Schonen de S., Gil de Diaz, Mathivet, Hemispheric Assymetry in Face Processing in Infancy, in H. D. Hellis, Aspect of Face Processing, Boston, Nijhoff publishers, 1986.

Siguan-Soler M., De la communication gestuelle au langage verbal, in J.-P. Bronckart, La genèse de la parole, PUF, 1977 : 29-68.

Sinclair H., Acquisition du langage et développement de la pensée, Dunod, 1967.

Sinclair H., Stamback M., Lézine I., Rayna S., Verba M., Les bébés et les choses, PUF, 1982.

Spitz R., Le non et le oui, la genèse de la communication humaine, PUF, 1962.

Spitz R., La première année de la vie de l'enfant, PUF, 1964.

Spitz R., Extraits d'une correspondance avec R. Zazzo, in L'attachement : le colloque imaginaire, Delachaux et Niestlé, 1974.

Stamback M., Bavière M., Bonica L., Maisonnet R., Musati T., Rayna S., Verba M., Les bébés entre eux, PUF, 1983.

Stern D., Mère et enfant, les premières relations, Mardaga, 1981.

Stern D., Le but et la structure du jeu mère nourrisson, in Psychiatrie de l'enfant, n° 326-1, 1983 : 193-215.

Stern D., Le monde interpersonnel du nourrisson, PUF, 1989.

van der Straten, Premiers gestes, premiers mots, Le Centurion, 1991.

Thollon Behar M.-P., Interdits et développement cognitif du jeune enfant, Journal des psychologues, Juin 1990.

Thollon Behar M.-P., A la recherche d'une cause possible de l'échec scolaire, développement cognitif et communication au stade sensori-moteur, Actes du colloque Psychologie génétique et cognitif et échec scolaire, 1993.

Tourette C., D'un bébé à l'autre : les différences individuelles au début du développement, PUF, 1991.

Tran Duc-Tao, Le mouvement de l'indication comme forme originaire de la conscience, Editions sociales, 1963.

Trevarthen C., Hubley P., Sheeran L., Les activités innées du nourrisson, La Recherche 6-56, 1975.

Trevarthen C., Descriptive Studies in Infant Behaviour, in H. R. Shaffer, Studies in Mother - Infant Interaction, London Academic Press, 1977.

Vergnaud G., Concepts et schèmes dans une théorie opératoire de la représentation, in Psychologie française n° 303.4 : 245-252, 1985.

Vigotsky L., The Genesis of Higher Mental Functions, in J. W. Wertch, The Concept of Activity in Soviet Psychology, Armonk, Sharpe, 1981.

Vigotsky L., Pensée et langage, 1934 (trad. française Editions sociales, 1985).

Vinter A., Coordination visuo-auditive et différentes perspectives de développement, in Bulletin d'audio-phonologie, n° 1-2 : 42-69, 1982.

Vinter A., L'imitation chez le nouveau-né, Delachaux et Niestlé, 1985.

Vinter A., Les fonctions de représentation et de communication, in Psychologie, La Pléiade, 1987.

Wallon H., Les origines du caractère chez l'enfant, PUF, 1934.

Wallon H., L'évolution psychologique de l'enfant, Armand Colin, 1941, nelle éd., 1961.

Wallon H., De l'acte à la pensée, Flammarion, 1942, nelle éd., 1970.

Watson J. S., Contingency Perception in Early Social Development, in Field and Fox, Social Perception in Infants, N. J. Ablex, Norwood, 1985.

Watteau N., Expériences perceptivo-motrices du jeune enfant et genèse du langage, L'année psychologique n° 1, 1981.

Watzlawick P., Helmick-Beavin J., Jackson D., Une logique de la communication, Seuil, 1972.

Werner N. et Kaplan B., Symbol formation, New-York, Wiley, 1963.

Widmer et Tissot, Mode de communication du bébé, Delachaux et Niestlé, 1981.

Winnykamen F., Apprendre en imitant ?, PUF, 1990.

Wyatt E., L'acquisition du langage, Mardaga, 1969.

Zazzo R., L'attachement : colloque imaginaire, Delachaux et Niestlé, 1974.

Sommaire

De l'observation des situations de communication à l'analyse des processus cognitifs

Communication et développement cognitif
Le rôle des schèmes sociaux

621218 - Septembre 2015
Achevé d'imprimer par

1livre.com
du rêve à la réalité !

Made in United States
North Haven, CT
04 November 2026

21760270R00134